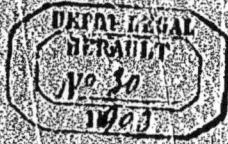

CONTRIBUTION

A L'ÉTUDE DE

l'Hyperthermie

Hystérique

PAR Z. MANAHILOFF

Docteur en Médecine

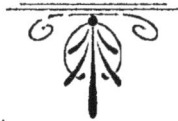

MONTPELLIER

IMPRIMERIE DE LA MANUFACTURE DE LA CHARITE

1903

CONTRIBUTION

A L'ÉTUDE DE

l'Hyperthermie Hystérique

Par Z. MANAHILOFF

Docteur en Médecine

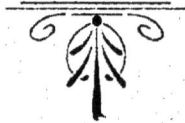

MONTPELLIER

IMPRIMERIE DE LA MANUFACTURE DE LA CHARITÉ

1903

A LA MÉMOIRE DE MON PÈRE

Regrets éternels,

A MA MÈRE

Amour filial.

A MES FRÈRES

Témoignage de reconnaissance et d'amour fraternel.

A TOUS MES PARENTS

Z. MANAHILOFF

A Mademoiselle FOLCHER

Humble témoignage de reconnaissance.

A M. Gabriel LUGAGNE

Z. MANAHILOFF

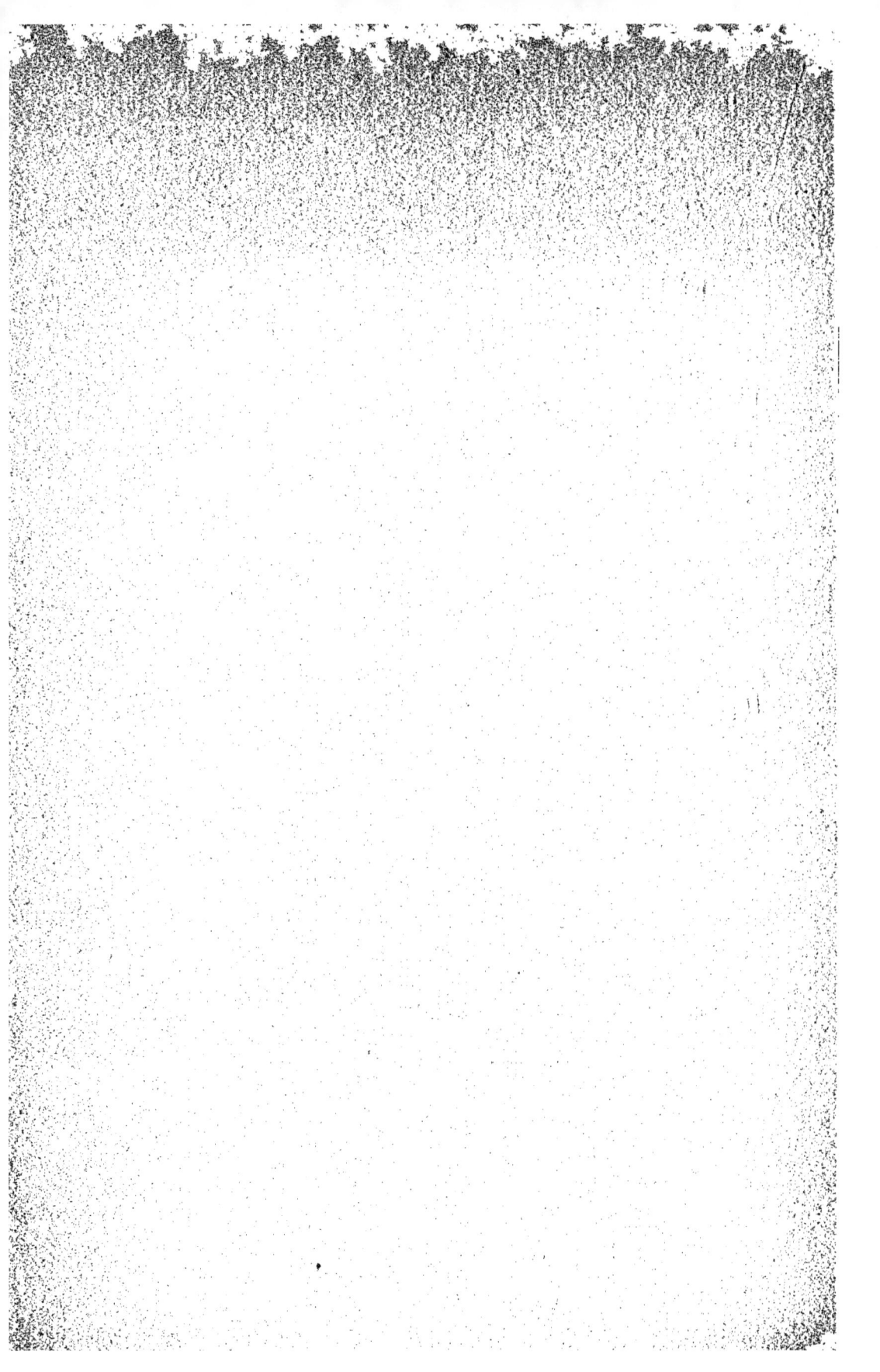

AVANT-PROPOS

L'occasion s'étant présentée à nous d'observer un cas d'hyperthermie hystérique, nous avons cru qu'il ne serait pas sans intérêt de réunir les observations de ce genre, de les analyser, de les classer et d'examiner comment elles s'accordent avec les idées actuelles sur la régulation thermique et la pathogénie de l'hystérie.

Voici le plan que nous avons adopté pour cette étude.

Dans un premier chapitre nous avons présenté un cout historique de la question.

Un deuxième est consacré à l'étude clinique des observations. Pour donner un peu plus de clarté à cette étude, nous avons classé ces observations en deux groupes :

A). Hyperthermie hystérique proprement dite.

B). Hyperthermie hystérique simulant une affection organique.

Le diagnostic étant un des points les plus importants de la question, nous nous sommes arrêtés plus longuement sur ce chapitre.

Un troisième chapitre est consacré à l'étiologie.

Dans le quatrième chapitre nous exposons en quelques mots le traitement et la conduite à suivre dans ces cas.

La pathogénie fait l'objet du cinquième chapitre.

L'hyperthermie hystérique que nous avons choisie comme sujet de thèse, est un des plus délicats problème que l'hystérie peut présenter au clinicien et qui réclame, pour être traitée comme elle le mérite, une plume plus autorisée que la notre ; c'est peut-être de notre part un acte de témérité d'avoir aborder une semblable question et nous prions nos juges de nous accorder toute leur bienveillance et de prendre en considération les difficultés du travail et le bon vouloir que nous avons apporté dans l'étude d'un sujet dont beaucoup de points demandent encore à être élucidés.

Mais avant d'aborder cette étude qu'il nous soit permis de remplir notre dernier devoir et de remercier les maîtres de cette école qui ont bien voulu nous faire profiter de leur grand savoir et guider nos études médicales.

Nous remercions particulièrement M. le professeur agrégé Vires, qui nous a non seulement guidé de ses précieux conseils, mais qui a mis toute son obligeance à nous fournir l'observation d'un cas d'hyperthermie. Nous lui gardons au fond du cœur une très vive reconnaissance.

Nous sommes très sensible à l'honneur que nous fait M. le professeur Mairet en voulant bien accepter la présidence de cette thèse et lui exprimons le sentiment de notre plus vive gratitude.

CONTRIBUTION A L'ÉTUDE

DE

L'HYPERTHERMIE HYSTÉRIQUE

I

HISTORIQUE

L'existence de l'hyperthermie hystérique n'est plus à discuter. Depuis dix-sept ans, après la communication de M. le professeur Debove à la Société des Hôpitaux, elle est admise par tout le monde, et les traités classiques de pathologie les plus récents en font, quoique très brièvement, mention.

Elle a subie, comme beaucoup d'autres questions de médecine, l'influence des idées des différentes époques médicales, a été tour à tour admise et rejetée par les auteurs et soumise à des accidents provenant de la ruse et de la supercherie des hystériques, dont le caractère est enclin à ce genre de jeu.

Cependant, depuis longtemps, des faits de cet ordre avaient attiré l'attention des observateurs.

Des poussées fébriles dans le cours de l'hystérie ont été signalées par Baillou, Rivière, Morgagni, Pusat, Tissot, Robert Whytt. Elles étaient décrites comme *fièvre nerveuse*. Pomme, de Montpellier, l'a décrit dans son *traité des maladies vaporeuses*, sous le nom de fièvre *spasmodique*.

Mais, vient ensuite Broussais et son école organicienne, et l'existence de la fièvre hystérique est rejetée. A cette époque, où toute la pathologie était envahie par l'inflammation, la fièvre hystérique essentielle, sans lésion organique, était inadmissible. Elle était rattachée à la phlogose de l'utérus et des ovaires.

Chomel localise à l'estomac l'inflammation organique, et, pour lui, la dyspepsie est la cause de cette fièvre. Beau rapproche cet état de la dothiénentérie. Landouzy, dans son *Traité de l'Hystérie*, attribue cet appareil fébrile, soit aux convulsions, soit à la phtisie au début, aux névralgies et aux fièvres périodiques. Il écrit : « Pour nous donc, il n'existe ni fièvre hystérique, ni fièvre pernicieuse hystérique, mais des simples coïncidences entre les symptômes de l'hystérie et les fièvres intermittentes bénignes ou pernicieuses. »

Besançon ne l'admet pas davantage ; Grisolle s'exprime ainsi : « Le pouls des hystériques est souvent accéléré ; quelques-unes ont des horripilations, des sensations de chaleur et de froid ; ce ne sont là que des signes de perversion de sensibilité et non de fièvre : l'hystérie est en effet toujours apyrétique, à moins de complications. »

En 1859, la fièvre hystérique est pour la première fois décrite avec plus de détails dans le *Traité de l'Hystérie* par Briquet, qui vient, à l'appui de vingt observations, confirmer son existence. Elle a été si bien observée par cet auteur, qu'il a pu, à cette époque, saisir ses deux formes les plus fréquentes, en disant : « Un pareil état fébrile n'est certainement pas commun ; je l'ai vu peu fréquemment, mais dans les observations que j'ai prises, il s'est trouvé une vingtaine de femmes au moins qui, à une certaine époque de leur maladie hystérique, avaient été prises d'une maladie fébrile grave, qu'on avait regardée tantôt comme une *maladie cérébrale*, tantôt comme une *fièvre typhoïde*. »

Bertholle vient avec quatre observations confirmer les idées de Briquet. Bouchut attribue cette fièvre au *névrosisme aiguë*.

Mais toutes ces observations sont prises sans l'emploi du thermomètre, et ce n'est qu'à partir de cette époque que nous voyons les élévations de température indiquées par chiffres.

Gagey, en 1869, fait sa thèse sur les accidents fébriles que l'on remarque chez les hystériques.

Briand rapporte dans sa thèse deux observations sur la fièvre hystérique. Mais, en 1883, M. Pinard, dans sa thèse, conclut :

1o La fièvre hystérique essentielle, à forme continue, ne repose sur aucune observation concluante, et il faut, dès lors, la considérer comme fort douteuse;

2o La fièvre hystérique à forme courte ne repose que sur deux faits dont le diagnostic est très discutable, et nous nions son existence ;

3o D'après nos observations, un ensemble de phénomènes, que nous comprenons sous le titre de pseudo-fièvre hystérique, puisqu'il n'y a aucune élévation thermométrique et qui, probablement, a souvent fait croire à l'existence d'une fièvre réelle.

M. du Castel a donné un coup fatal à la fièvre hystérique, en communiquant, en 1884, à la *Société médicale des Hôpitaux* l'observation d'une femme que l'on croyait atteinte de cette manifestation de l'hystérie, lorsqu'on découvrit qu'elle faisait monter la colonne mercurielle en percutant du doigt l'extrémité du thermomètre.

Ainsi, la fièvre hystérique était devenue de nouveau tout à fait douteuse, quand, en 1885 et 1886, MM. Debove et Barrié apportent à la même Société deux faits bien observés et qui ne laissaient plus de doute sur l'existence de la fièvre hystérique, et l'on pouvait affirmer que cette fièvre existait incontestablement. Ces deux communications ont donné à la question une nouvelle impulsion, et nous voyons apparaître les thèses de Deleuil, élève de Montpellier ; de Macé, sur les *accidents pseudo-méningitiques chez les hystériques* ; celle de Chauveau, dans laquelle il essaie de faire la pathogénie de cette manifestation hystérique ; il conclut : « La cause première de la fièvre hystérique paraît résider dans une excitabilité anormale des centres calorigènes. Il y aurait lieu d'admettre une forme thermogène de l'hystérie, comme on admet une forme convulsive, une forme vaso-motrice, etc... » La thèse de Fabre, où il apporte une observation de fièvre hystérique d'une forme respiratoire. Et en 1895, celle de M. Grouzet, où il étudie la question en prenant en considération l'analyse de l'urine, et dans ses conclusions il dit : « L'hyperthermie, ou fièvre hystérique, représente l'équivalent thermique de l'état de mal hystérique.

La fièvre hystérique, à l'inverse de ce qui existe pour les « hyperthermies cum materia », se juge par l'abaissement du résidu fixe de l'urée, c'est-à-dire par la formule chimique de l'attaque.

Pour être complet, nous devons citer encore les auteurs suivants qui, par leurs travaux et observations, ont essayé d'éclaircir la pathogénie de l'hyperthermie hystérique : Bressler, Affleck, Mary Putnam Jacobi, Sarbo, Vizioli, Santagelo Spoto, Lombroso, etc. Mais c'est surtout en France que cette question a été la plus étudiée. M. Boulay a écrit une *Revue générale sur la fièvre hystérique* dans la *Gazette des Hôpitaux* (1890) ; M. Gilles de la Tourette a consacré un long chapitre sur ce sujet dans son *Traité de l'Hystérie ;* un article, paru dans *Lyon médical* (1900), de M. Soulier, intitulé : *Hyperthermie apyrétique corrélative avec état narcoleptique ;* une observation très détaillée sur la *fausse phtysie de nature hystérique,* de MM. Rénon et Sollier, et un mémoire sur l'*Hyperthermie nerveuse chez la femme par irritation du système nerveux utérin,* par M. Leven, paru dans la *Revue de Médecine* (1900).

Au mois de mars 1902, notre maître, M. le professeur agrégé Vires a étudié, dans une série de leçons cliniques faites dans son service de l'Hôpital Général, l'hyperthermie hystérique.

M. Vires nous a présenté une jeune malade fort intéressante et qui réalisa le syndrome hyperthermique pendant plusieurs mois.

Notre maître, dans ses conférences, discute longuement le diagnostic de cette hyperthermie, et à l'occasion de sa nature hystérique, nous présente une étude complète de la question de la fièvre hystérique, envisagée dans son étiologie, sa pathogénie, son traitement ; nous retrouverons, au cours de notre thèse, nombre d'idées empruntées à notre maître.

Ce qui nous frappe le plus dans cette étude sur l'histoire de la fièvre hystérique, c'est l'opiniâtreté, l'acharnement avec lesquels quelques auteurs, — nous ne parlons pas des anciens qui ignoraient les manifestations de l'hystérie, — ont rejeté l'existence de la fièvre hystérique en acceptant d'autres manifestations hystériques comme les hémorragies, les atrophies, les gangrènes, etc., et qui devaient être regardées comme beaucoup plus étranges en comparaison avec l'hyperthermie chez les hystériques.

II

ÉTUDE CLINIQUE

Symptomatologie. — Diagnostic.

Briquet, le premier des anciens qui a décrit la fièvre hystérique avec le plus de détails, divise les hystériques qui présentent de la fièvre en trois groupes :

1° Un ordre d'hystériques qui ne présentent qu'une fréquence du pouls, « des hystériques dont le pouls est pendant des mois entiers au-dessus de 100 pulsations. »

2° Un autre groupe d'hystériques chez lesquelles il y a non seulement de la fréquence du pouls, mais encore de la chaleur de la peau, ce qui rapproche davantage cet état de la fièvre.

3° Enfin, dit-il, il est une troisième classe d'hystériques, chez lesquelles, entre la fréquence du pouls et la chaleur de la peau, on trouve les phénomènes qui complètent l'état fébrile, de la céphalalgie, de la soif, de l'anorexie et du brisement dans les membres.

Cette tendance à la classification, à la division et la subdivision de la fièvre hystérique en formes, types, etc., nous la retrouvons chez tous les auteurs ultérieurs.

La classification de Gagey comprend :

1° Une forme continue ;

3° Une forme rémittente ;

3° Une forme intermittente.

Celle de Briand est :

1° Une forme lente ;

2° Une forme courte ;

3° Une forme intermittente.

MM. Axenfeld et Huchard dans leur *Traité des névroses*, en décrivent trois formes :

1° *Une forme lente,* caractérisée par un état hystérique irrégulier, par des accidents divers, et surtout par un contraste frappant entre la gravité des symptômes et le faible degré de la température qui ne dépasse pas 38° ou 38° 4.

2° *Une forme aiguë* consécutive le plus souvent à la suppresion du flux cataménial, et ayant quelque ressemblance avec la dothiénentérie.

3° *Une forme périodique* quelque fois à type quotidien, le plus souvent à type tierce.

Chauveau range en deux catégories les différentes formes cliniques de la fièvre hystérique : forme lente et forme courte.

Fabre admet :

1° *Une forme lente* qui peut revêtir soit le caractère *remittent,* soit le caractère intermittent.

2° *Une forme aiguë* en général, de courte durée, qui comprend par analogie clinique les variétés suivantes :

a) Forme typhoïde ;

b) Forme pseudo-méningitique.

c) Forme dyspnéique.

M. Gilles de la Tourette en fait la division suivante :

1° Les cas de *pseudo-fièvre hystérique* bien décrits par Pinard, et dans lesquels la température est normale ou ne s'élève pas au-dessus de 38°.

2° *La fièvre hystérique* proprement dite, élévation thermique coïncidant avec des manifestations hystériques.

3° La fièvre hystérique avec pseudo affection viscérale.

Nous rejettons cette manière d'agir parceque le sujet ne se prête à aucune classification : la forme lente avec une fièvre de longue durée, de trois à six mois, devient courte en comparaison des cas où la fièvre a duré trois ans et plus ; les cas sont très dissemblables les uns des autres par les symptômes, l'étiologie, par l'intensité et la marche de l'hyperthermie elle-même. La clinique nous enseigne aussi que cette fièvre est bien rarement une manifestation isolée de l'hystérie, et presque toujours, elle évalue avec d'autres manifestations, toujours d'origine hystérique il est vrai, mais qui rendent toute classification impossible. D'un autre côté, ces classifications sont loin de rendre la question plus claire et mieux saisissable, et beaucoup de cas ne trouvent leur place dans aucune de ces divisions ; dans d'autres cas nous voyons la fièvre revêtir au début telle ou telle forme pour prendre ensuite une autre forme.

Si nous passons en revue toutes les observations, nous trouvons que la fièvre, c'est-à-dire l'hyperthermie accompagnée ou non avec tout son cortège de phénomènes qui caractérisent la fièvre n'est presque jamais réalisée ; qu'elle évolue toujours au milieu d'autres symptômes qui en ont fait une affection organique si bien simulée que tous les observateurs s'étaient trompés, les premiers jours du moins, sur le diagnostic. Il est donc bien logique de dire que la fièvre hystérique a simulé telle ou telle affection, que de la faire entrer dans tel ou tel groupe, de la soumettre à des lois, et lui imposer des frontières.

Mais, à côté des cas, les plus nombreux, où l'hyperthermie est accompagnée de symptômes qui simulent une affection organique, il y a des observations où l'hyperthermie hystérique évolue sans reproduire aucun autre état pathologique.

Ainsi pour donner un certain ordre dans l'exposé des

faits, n'ayant souvent de commun entre eux que l'élévation de la température, nous divisons les observations en deux groupes :

I. *Hyperthermie hystérique proprement dite.*

II. *Hyperthermie hystérique simulant une affection viscérale.*

De cette façon toute limite pour ces simulations est levée, l'hystérie a un champ d'extension libre, ne sachant pas ce que nous réserve le lendemain en fait d'hystérie.

Ici la simulation est inconsciente et ce n'est pas le malade qui en est le facteur, mais l'hystérie elle-même. Que l'hystérie puisse simuler une affection viscérale sans fièvre est une chose de notion banale, et l'absence de fièvre a servi comme base de diagnostic ; mais ici, à côté des symptômes propres à chacun de ses états pathologiques, se joint une hyperthermie et le diagnostic devient des plus délicats.

M. Boulay divise de la même façon les cas de fièvre hystérique, avec cette différence qu'il appelle pseudo-affections les cas où l'hystérie avec hyperthermie simule une affection viscérable, et subdivise ainsi le second groupe en :

1º Pseudo-fièvre typhoïde,

2º Pseudo-méningite,

3º Pseudo-affections graves du poumon.

4º Pseudo péritonihte,

5º Pseudo-fièvre paludéenne.

A

Hyperthermie hystérique proprement dite.

Dans ce groupe de faits l'élévation thermique est le principal symptôme. Cette hyperthermie présente une courbe sans caractère au début, pendant et à la défervescence. Elle est irrégulière ou continue dans sa marche, avec ou sans exacerbations vespérales. La terminaison se fait de toutes les manières : en lysis, brusquement, etc.. L'observation de M. Delove est une des plus remarquables. Nous tenons à la reproduire ici, de même que les remarques et presque toute la communication de l'auteur, ses observations étant d'un grand intérêt.

OBSERVATION 1

DEBOVE. — Société Méd. des Hôp., 13 février 1885 et 23 avril 1886.

La malade dont je veux vous entretenir est une hystérique que je soigne d'une façon continue depuis cinq années. Elle est âgée de 24 ans, et a présenté dès l'âge de 7 ans les signes de la maladie nerveuse dont elle est atteinte. Elle a et a eu toutes sortes d'accidents hystériques, paralysies, contractures, grandes attaques ; elle n'a pour ainsi dire pas un instant de répit ; elle est tantôt en proie à un accident, tantôt à un autre et réduite à la condition la plus misérable par sa maladie, qui ne respecte pour ainsi dire aucun appareil. Je dois cependant noter qu'elle est très raisonnable, se rend parfaitement compte de sa situation, et qu'elle n'a jamais présenté de troubles graves de l'intelligence, excepté au moment de ses attaques.

Il y a trois ans, elle fut prise d'un violent accès de fièvre, caractérisé par les trois stades de frissons, chaleur, sueur, et qui dura plusieurs heures. Depuis cette époque, sa température a été prise régulièrement, presque jamais elle n'est descendue au-dessous de 38°, et, à des moments tout à fait réguliers, une ou deux fois par semaine sont survenus des accès, simulant plus ou moins exactement des accès de fièvre intermittente, pendant lesquels la température montait à 39 ou 40°.

En présence d'une fièvre semblable, j'ai d'abord admis une intoxication paludéenne, puis une tuberculose.

Le diagnostic fièvre paludéenne paraissait justifié au début par l'existence des trois stades de la fièvre et par ce fait que la malade avait séjourné précédemment, en Italie, dans un pays fiévreux. J'ai du abandonner ce diagnostic, parce que la quinine n'a eu aucune influence sur la marche de la fièvre, parce que la rate n'a jamais été tuméfiée, parce que surtout, aujourd'hui encore, après trois ans de fièvre, non seulement nous ne constatons aucun signe de cachexie palustre, mais bien au contraire tous les signes, extérieurs tout au moins, d'une santé florissante.

Le diagnostic de tuberculose latente pouvait être discuté dans le principe ; il ne me paraît plus discutable à l'heure présente. En un mot, parmi les maladies actuellement décrites dans nos livres classiques, je n'en connais aucune qui puisse donner lieu à des accès de fièvre semblable à une hyperthermie habituelle et durer plusieurs années sans amener des désordres plus ou moins considérables de la nutrition. A diverses reprises j'ai pris moi-même la température, et je puis affirmer qu'il n'y a aucune simulation. comme dans le fait si intéressant publié par notre collègue et ami, M. du Castel.

Par exclusion, je suis arrivé au diagnostic de fièvre hystérique, et il me paraît bien difficile d'en formuler un autre.

Mais ce n'est pas tout. Notre malade a eu un accès qui a duré beaucoup plus longtemps que les autres : il a duré quatorze jours.

C'était au milieu de novembre, sans cause appréciable la température monta à 40 degrés, et oscilla pendant quatorze jours entre 40 et 41 degrés. La peau était chaude, brûlante ; la langue sale. la céphalgie intense. La malade avait un peu de délire, mais un délire semblable à celui qu'elle a d'une façon passagère à la fin d'une crise hystérique.

Elle continue à s'alimenter avec du lait (trois litres par jour) ; tourmentée par la soif, elle le prenait avec avidité. La constipation nous obligea à prescrire un purgatif, et cela à deux reprises. La fréquence du pouls était proportionnelle à l'élévation de la température, elle était de 120 à 130 pulsations. En dehors des signes que j'énumère, je ne constatais pas de trouble dans aucun appareil.

Je posais le diagnostic de fièvre hystérique, mais ce diagnostic un peu insolite méritait confirmation. Je priais notre très honoré maître, M. Millard, de vouloir bien voir la malade en consultation ; il la vit trois fois, l'examina avec le plus grand soin et arriva au même diagnostic que moi. On y était amené, non seulement par cette circonstance qu'il était impossible de faire un autre diagnostic, mais aussi parce qu'on avait l'impression instinctive sinon raisonnée que, malgré l'élévation de température, on n'avait pas à faire à une affection grave.

Au début, j'avais prescrit sans succès du sulfate de quinine ; le treizième jour je donnais cinq grammes d'antipyrine ; la température tomba presque subitement et la malade, je ne dirais pas entra en convalescence, mais fut guérie, car en deux jours elle se retrouva dans une situation fort voisine de celle où elle se trouvait deux mois auparavant.

Depuis la fièvre dont je viens de parler, l'état de la malade est satisfaisant ; nous observons toujours une température de 38 degrés, mais il n'y a eu qu'un accès dans lequel la température soit montée à 39 degrés.

L'action de l'antipyrine a-t-elle été bien réellement la cause de la chute définitive de la fièvre ? Je l'ignore et me contente de signaler le fait.

Ainsi donc, nous observons depuis trois ans une maladie qui présente de fréquents accès de fièvre, dont l'un a duré quatorze jours, dont la température quotidienne est au-dessus de la normale, et nous croyons que le désordre de la température reconnaît les mêmes causes que les désordres observés dans les divers appareils, qu'il est une manifestation de l'hystérie.

A diverses reprises nous croyons avoir observé des faits semblables, mais ils sont loin d'avoir un caractère aussi net, et n'ont pas été observés un temps suffisant pour qu'il nous soit permis d'être aussi affirmatifs que nous le sommes dans le cas actuel.

Nous avons, pour donner plus de poids à nos observations, essayé de reproduire la fièvre hystérique, et les résultats obtenus nous paraissent intéressants à rapporter.

Dans le sommeil somnambulique, ou bien à l'état de veille chez les sujets prédisposés, on peut par suggestion provoquer une série d'accidents : paralysies du mouvement et de la sensibilité, hyperesthésies, contractures, etc., qui rappellent assez bien les accidents hystériques. Peut-on également reproduire la fièvre ?

Sur une série de sujets des deux sexes hypnotisés ou hypnotisables, en suggérant une sensation de chaleur intense, nous avons produit des élévations de température qui ont varié, suivant les expériences, de cinq dixièmes à un degré cinq dixièmes. Ce dernier chiffre a été presque régulièrement obtenu chez les sujets facilement suggestionnables. Nous ne donnons pas ici le détail de nos expériences ; qu'il nous suffise de dire que nous les avons suffisamment répétée pour nous être mis à l'abri des causes d'erreurs. Nous les avons faites aussi bien chez l'homme que chez la femme. Il ne peut y avoir aucune tromperie (il est nécessaire d'insister sur ce point, car certains médecins sont obsédés de cette idée que les hystériques mentent constamment), car les signes observés sont des signes objectifs, et on ne simule pas une élévation de température.

Lorsque nous avons essayé de produire le refroidissement des malades par suggestion, les résultats ont été contradictoires : tantôt la température restait invariable, tantôt elle s'élevait de un à deux dixièmes. Il est facile d'expliquer ce résultat. La sensation froid suggérée amène un refroidissement périphérique, mais en même temps une contraction des vaisseaux cutanés, c'est-à-dire une diminution de la perte de calorique. Cette diminution de la perte compense la diminution de production ou produit, même une légère élévation centrale. Telle est du moins la théorie qui nous a paru la plus vraisemblable.

Ces troubles de la température obtenus par suggestion nous semblent présenter un réel intérêt, et ils nous paraissent un argument puissant qui plaide en faveur de la fièvre hystérique.

L'auteur complète son observation le 23 avril 1886.

Dans une communication faite au mois de février 1885, j'avais l'honneur d'attirer l'attention de la Société sur un exemple de fièvre hystérique. Depuis cette époque j'ai toujours observé chez la même malade, presque toutes les semaines, des élévations de température brusques et considérables qui paraissent ne devoir reconnaître d'autre cause que sa névrose. En outre, pendant les mois de novembre, décembre et janvier, il s'est produit une fièvre continue également d'origine nerveuse, qui mérite d'être signalée à cause des hautes températures constatées.

Au commencement du mois de novembre, notre malade présenta tous les jours, matin et soir, une température de 39°5; au mois de décembre, cette température s'élevait à 40 degrés et atteignait 41 degrés le 24 décembre, puis dépassait ce chiffre. Je reproduis ici les chiffres de températures axillaires observées à partir du 17 janvier :

		Matin		Soir	
17 janvier :	Matin	41°2	Soir		41°2
18	—	41°3	—		41°3
19	—	41°2	—		41°4
20	—	41°3	—		41°3
21	—	41°3	—		41°3
22	—	41°3	—		41°3
23	—	41°3	—		41°4
24	—	41°3	—		41°4
25	—	39°8	—		39°5
26	—	38°7	—		38°5
27	—	38°8	—		38°0
28	—	38°8	—		37°5
29	—	37°4	—		37°4
30	—	37°5	—		37°5

Cette fièvre hystérique a été remarquable par son type, par sa longue durée, par son intensité.

La fièvre était à peu près le matin ce qu'elle était le soir, il n'y avait pas d'exacerbation vespérale, du moins elle était à peine sensible, contrairement à ce qu'on observe dans la plupart des affections fébriles.

Ces accidents ont duré trois mois et n'ont été accompagnés d'aucun trouble d'aucun appareil, ni de l'appareil digestif (la malade a continué de se nourrir de lait, sa nourriture ordinaire), ni d'aucun organe, mais tous les soirs vers sept heures survenaient de grandes attaques de nerfs qui se prolongeaient sans interruption jusque vers une heure du matin.

En dehors d'une sensation de vive chaleur, il n'y avait d'autre souffrance accusée qu'un sentiment continuel de brisement, de courbature de membres.

Lorsque la guérison est survenue, elle a été pour ainsi dire instantanée, sans aucune convalescence, l'amaigrissement et la perte des forces étant très peu prononcés, si on les compare à ce que nous observons dans les diverses affections fébriles, et cependant, pendant un mois, la température avait dépassé 41 degrés. Ceci, tendrait à démontrer que l'hyperthermie ne constitu pas un aussi grand danger que bien des médecins le soutiennent, et que, si elle est si redoutée dans les fièvres, c'est qu'elle n'existe pas seule, mais se produit chez des sujets dont les humeurs, sont profondément altérées. Je sais bien que, suivant l'habitude, on nous objectera qu'il s'agit ici d'une hystérique. Mais c'est justement pour cela que notre observation est plus intéressante, puisqu'elle portait sur un emalade qui n'avait aucune altération d'organe. Les viscères d'une hystérique ne doivent pas être plus résistants que les organes des autres malades.

Le contraire serait aussi peu soutenable que d'affirmer que la peau d'une hystérique résiste à des actions thermiques qui amèneraient des cautérisations chez d'autres sujets. Pour notre compte, plus nous avançons dans l'étude de l'hystérie, plus nous sommes convaincus que cette névrose ne confère aucune immunité.

Le fait que nous rapportons nous a paru intéressant :

1° Parce que c'est un nouvel exemple de fièvre hystérique ;

2° Parce qu'il montre que dans la fièvre hystérique des températures très élevées peuvent être observées pendant longtemps sans qu'elles occasionnent d'altération viscér... grave ;

3° Parce qu'il prouve que l'hyperthermie ne suffit probablement pas seule à produire les altérations d'organes constaté, chez les fièvreux, car la brusquerie de la convalescence chez notre malade semble exclure toute idée d'altération viscérale profonde.

OBSERVATION II

BABIÉ.— Soc. Méd. des Hôp., 28 mai 1886.

Il s'agit d'une jeune femme employée au service de l'hospice, et présentant depuis longtemps déjà la plupart des manifestations de la grande hystérie ; attaques convulsives fréquentes, paralysies passagères, troubles profonds de la sensibilité générale et spéciales, etc. Un matin, après une attaque convulsive des plus violentes, cette jeune femme fut frappée d'hémiplégie complète de la mobilité et de la sensibilité occupant tout le coté gauche, sauf la face ; elle fut transportée à l'infirmerie, et, là dans l'espace d'une douzaine de jours, elle présenta plus de trente attaques ; on en compta jusqu'à sept dans une même journée. Pendant plusieurs semaines, la malade resta dans cet, état passant quelque fois deux ou trois jours sans manger, sans uriner, et dans un état de mutisme complet. Elle parraissait ensuite sortir d'un rêve et pendant les journées suivantes, l'appétit et la parole revenaient, la sécréation urinaire se montrait de nouveau pour disparaître encore le plus souvent après une nouvelle attaque. Un grand nombre de médications furent mises en œuvre : l'emploi des antipasmodiques les plus variés, l'enveloppement dans le drap mouillé, l'usage méthodique des aimants, tout fut impuissant devant cet état névropathique enraciné. Je me bornais donc d'une simple surveillance de la malade, lorsqu'un matin, après une attaque convulsive des plus violentes, à la suite de laquelle cette jeune femme était restée comme anéantie, je trouvai la peau chaude et sèche, et le pouls fréquent ; je fis prendre la température axillaire, elle était de 39 degrés et le pouls battait 98 pulsations.

L'examen le plus minutieux ne me permit pas de rapporter cet état fébrile à un état pathologique caractérisé, et je remis au lendemain pour porter un diagnostic. Or, ce jour-là, l'exploration physique resta aussi nulle que la veille, et cependant il y avait encore de la fièvre, car le thermomètre accusait 38° 6 dans l'aisselle. Pendant les deux jours qui suivirent, il fut absolument impossible de placer un thermomètre chez la malade, en proie à une série d'attaques des plus violentes, terminées le plus souvent par un hoquet interminable ou par de profonds sanglots.

Le 23 juillet cette jeune femme étant plus calme ; je trouvai chez elle la peau sèche et brûlante et la température axillaire marquée 38° 8 ; or, à partir de ce jour jusqu'au 11 août, c'est-à-dire *pendant une période de vingt jours*, elle ne cessa de présenter un *état de fièvre* permanent. Malgré la présence d'une infirmière qui ne quittait pas la malade durant tout le temps que le thermomètre était dans l'aisselle, je dus me mettre à l'abri de toute supercherie ; c'est pourquoi l'on prit toujours simultanément la température du creux de l'aisselle et celle du rectum. Moi-même, à plusieurs reprises et après vérification des thermomètres, je mis ceux-ci en place et constatai les élévations de la colonne mercurielle. Nous pouvons donc affirmer que les chiffres indiqués dans le tableau ci-après ont été relevés avec la plus grande exactitude. (Voir courbe N° 1).

En parcourant ce tableau, on remarque que, pour certains jours, l'état de la température n'est pas indiqué : ces lacunes correspondent toutes à une crise nerveuse dont la durée ou la violence n'ont pas permis l'application du thermomètre. On remarquera encore que contrairement à ce qui s'est passé dans le fait de M. Debove, il existe des différences sensibles entre la température du matin et celle du soir ; celleci étant presque toujours restée supérieure à la première de plusieurs dixièmes de degré ; à cinq reprises différentes cependant la fièvre du matin l'a emporté sur l'état fébrile vespéral ; de plus, sauf pour un seul jour où cette différence existait à la fois pour la température de l'aisselle et du rectum (7 août), cette variation de l'état fébrile n'a été notée que pour la température rectale, alors que dans l'aisselle la colonne de mercure continuait à s'élever davantage le soir que le matin ; il y a là une sorte de *désacorde* difficile à expliquer.

Malgré la persistance de la fièvre pendant près de trois semaines, la malade n'a présenté aucun trouble appréciable vers les grands appareils : la respiration est demeurée normale, sauf parfois une hanélation assez vive qui survenait après les crises de nerfs ; les voies digestives elles-mêmes les premières intéressées dans tout état fébrile, n'ont été nullement touchées ; la langue est restée humide, et si la malade, à différentes reprises, passait quelques jours sans prendre de nourriture, c'était moins par suite d'un embarras gastrique que sous le coup des graves perturbations qui succédaient aux attaques convulsives. Celles-ci ne sauraient, du moins en tant que facteur unique, être regardées comme cause de cet état de fièvre permanent, car durant les jours où cette jeune femme était dans un état de repos absolu, le thermomètre a pu monter jusqu'au delà de 40 degrés ; toutefois il m'a paru que les températures véritablement hyperpyrétiques, survenaient de préférence après ces accès convulsifs.

Après le vingtième jours de fièvre, il s'est produit une véritable défervescence brusque à la façon de la pneumonie lobaire ou de l'érysipèle ; mais, contrairement à ce qui se passe dans ces pyrexies, l'état de santé n'a subi aucune modification à ce moment ; il est resté ce qu'il était : ni meilleur ni pire que pendant la période de fièvre.

A différentes reprises, la malade s'est trouvée dans une sorte d'*état de mal* caractérisé par une série d'accès subintrants ; on aurait donc pu hésiter tout d'abord sur la nature de l'affection nerveuse et se demander si la patiente n'était pas une *épileptique* chez laquelle cette succession d'accès enchevêtrés aurait fourni l'explication de l'élévation de température ; mais les attaques présentées par la malade avaient, au plus haut point, le caractère hystérique : pas de cri initial, pas de perte totale de la connaissance, convulsions à type clonique, jamais de morsure de la langue, enfin absence de coma à la fin de l'attaque, qui était généralement accompagnée de sanglots profonds ou d'une sorte de hoquet très tenace. D'un autre côté, nous savons que l'hyperpyrexie de l'état de mal épileptique est généralement d'un pronostic grave, et nous l'avons dit dans le cas présent, l'état de santé est resté parfait jusqu'au bout.

C'est encore en nous appuyant sur les caractères et sur la marche des phénomènes convulsifs que nous avons rejeté l'hypothèse de ce état hybride qu'on désigne sous le nom d'*hystéro-épilepsie* ; d'ailleurs, dans ce dernier cas, et même lorsque l'état de mal se prolonge pendant un à deux mois, ainsi qu'on en rapporte quelques exemples, la température reste normale ou s'élève à peine de quelques dixièmes de degrés.

Notre malade était donc bien une hystérique vraie, et c'est à ce titre que j'ai cru devoir vous rapporter cette observation, dont l'interprétaion, présente de très réelles difficultés.

OBSERVATION III

(Recueillie à l'Hôpital Général — Due à l'obligeance de Mr le Prof-Agrégé Vires).

Mlle Alexandrine R... âgée de 25 ans, occupe le n° 15 de la salle Ste-Marie à l'Hôpital Général.

Antécédents héréditaires. — Mère vit encore, bien portante. Pas de renseignements sur son père, inconnu. Ni frères, ni sœurs.

Antécédents personnels. — Elle a eu la *petite vérole* à l'âge d'un an au cours de celle-ci apparaissent des *convulsions.* Il s'établit ensuite une *hémiplégie spasmodique infantile droite* dont les divers caractères ne font que s'accentuer et se préciser dans la suite.

Il y a dix ans, à l'âge de 15 ans par conséquent, elle gardait une aliénée à la salle d'observation, lorsque celle-ci lui lança un vase de nuit, ce qui la fit tomber la tête sur le poêle et l'effraya beaucoup. Quinze jours après, elle eut une *première crise d'épilepsie*. Cette crise qui avait débuté par des fourmillements dans le bras droit, la surprit si brusquement, qu'elle roula dans l'escalier, où elle se trouvait.

De trois mois, il ne se produit plus rien d'anormal. Puis, les crises reviennent tous les quinze jours, puis tous les mois seulement, coïncidant souvent avec les règles, d'ailleurs irrégulières, et parfois supprimées. Il y a deux ans et demi, notre malade a présenté des vomissements de sang, assez abondants, qui, joints à une douleur épigastrique très vive, ont fait penser un moment à l'existence de l'ulun. Ces symptômes gastriques ont évolué au milieu d'un état fébrile, la température atteignait 40°. A ce moment pas de phénomènes pulmonaires, sauf une légère dyspnée d'ascension.

Il y a un an, A.... a présenté du côté de l'articulation coxo-fémorale droite des symptômes d'arthrite, rappelant plutôt les signes de la coxalgie hystérique. Ces phénomènes ont persisté un mois environ, et ont totalement disparu depuis.

Il y a un an également, elle a eu des pertes blanches.

Etat actuel — Nous avons affaire à un sujet présentant ;

1° Un *faciès dégénéré*, tête petite, maxillaire inférieur très développé, les yeux sont enfouis sous des arcades sourcillaires proéminentes et dures, le front est bas et rétréci.

2° Une *hémiplégie spasmodique infantile* du côté droit.

3° Des *attaques d'hystéro-épilepsie* se répétant environ tous les mois et coïncidant souvent avec les règles.

4° Des *vomissements de sang*, accompagnés de douleurs épigastriques et qui ont pu faire croire à un ulcus.

Mais notre malade est surtout intéressante en raison de diverses manifestations symptomatiques qu'elle a présentées dans la dernière quinzaine de décembre 1901, et durant tous le mois de janvier 1902 ainsi que les premiers jours de février.

Dans la dernière quinzaine de décembre, sans raison apparente, après sa période menstruelle, la malade présente une journée fébrile de courbe irrégulière. Pendant quelques jours, la température oscille entre 37° le matin, 38° 5 à 39° 5 le soir. Au bout de quelques jours, tout revient normal. Mais vers la fin du mois, la température s'élève de nouveau et atteint 39°. Du 30 décembre au 5 février, elle va se maintenir ainsi entre 39° 5 et 40° le soir, 38° 5 à 39° le matin, figurant assez bien une période d'état très allongé de dothiénentérie. A partir du 5 février, la température baisse progressivement, en lysis, et du 18 au 20 février, elle est redevenue normale (V. courbe N° 2).

La malade se plaint surtout de *douleurs* siégeant au niveau de l'épigastre et des flancs, douleurs spontanées, mais aussi exagérées par la pression et par l'ingestion des aliments. Assez souvent, parfois tous les jours, parfois tous les deux ou trois jours, *elle rend du sang*, plus ou moins noirâtre mais toujours fluide et rendu au milieu d'efforts de toux, ce qui fait penser à la bacillose. Parfois, vomissements alimentaires ; pas de diarrhée, plutôt de la constipation.

La malade accuse un peu de dyspnée d'ascension et d'efforts accompagnée de palpitations de cœur. Elle signale également des maux nocturnes avec alternative de frissons.

Examen direct. Tube digestif. — Langue normale, non saburrale. Anorexie pendant la période fébrile. Parfois, vomissements alimentaires, mêlés de sang, parfois vomissements de sang pur, au milieu d'efforts de toux. Constipation plutôt que diarrhée. A la pression sur l'épigastre, aussi dans les flancs, douleur assez vive, exagération de la douleur constante accusée par la malade. Mais la malade n'accuse pas la douleur en broche, il lui semble plutôt que la douleur remonte vers la gorge, avec la sensation de boule.

Ventre normal, souple, sans circulation collatérale.

Appareil respiratoire. — Les signes thoraciques se sont modifiés à plusieurs reprises. On a noté de la submatité au sommet droit en arrière, de l'obscurité respiratoire et de l'expiration prolongée. Au cours de la période fébrile, on a noté des deux côtés l'apparition de piaulements qui ont persisté davantage du côté droit.

Actuellement, tout bruit anormal a disparu, mais il persiste de la submatité au sommet droit, avec obscurité respiratoire et expiration prolongée. Pas de toux, sauf en dehors des vomissements de sang. Pas d'expectoration.

Appareil circulatoire. — Rien au cœur. Le pouls est plutôt petit, dépressible, mais régulier. La fréquence, pendant la période fébrile, a varié de 76 à 132, sans cycle déterminé. Pas d'œdèmes.

Appareil urinaire. — Pas de douleurs lombaires, pas de douleurs à la miction. Urines abondantes de (1200 à 2000, 2300) plutôt claires.

Voici le résultat de quelques analyses :

DATE	QUANTITÉ	DENSITÉ	RÉACTION	URÉE PAR LITRE	ACIDE PHOSPHORIQUE par litre	PHOSPHATES ALCALINS par litre	PHOSPHATES TERREUX par litre	CHLORURES PAR LITRE	GLUCOSE	ALBUMINE
24 déc. 1901..	1200	—	acidé	—	—	—	—	3gr8	0	traces
8 janv. 1902.	1300	1,010	»	12gr	1,36	—	—	3,7	0	0
13 janvier...	—	—		—	--	0,761	0,210	—	—	—
23 janvier...	2300	1,008	acidé	8,60	0,63	—	—	2,7	0	0
3 février....	2000	1,011	»	10,41	0,76	—	—	5,8	0	0
14 février....	1500	1,019	»	14,2	1,58	—	—	7	0	0
20 février....	1300	1,016	»	13,2	1,60	—	—	10,5	0	0
27 février....	1250	1,020	»	12,6	1,40	—	—	9,9	0	0
7 mars.....	1700	1,015	»	9,12	1,23	0,91	0,32	10,5	0	0
13 mars.....	1750	1,014	»	9,46	1	—	—	9,7	0	0
20 mars.....	1450	1,019	»	16,7	1,42	—	—	9,5	0	0
29 mars.....	1025	1,018	»	14,6	1,25	—	—	10	0	0
4 avril.....	1500	1,020	»	15,4	1,20	—	—	11,3	0	0
11 avril......	1250	1,016	»	9,87	0,92	—	--	7,3	0	0
18 avril......	1550	1,018	»	11,8	0,78	—	—	7,9	0	0
3 mai......	1600	1,020	»	9,45	0,82	—	—	6,9	0	0
10 mai......	1750	1,011	»	8,75	0,85	—	—	8,8	0	0
17 mai......	1500	1,012	»	8,55	0,88	—	—	8,2	0	0
31 mai......	1500	1,016	»	14,3	0,98	0,72	0,26	9,7	0	0

Appareil génital. — Réglée à 11 ans. Règles souvent irrégulières, parfois remplacées par des attaques d'épilepsie ou des vomissements de sang. Celles du mois de janvier ont été accompagnées d'une crise d'épilepsie. Pertes blanches.

Système nerveux. — L'examen du système nerveux, au point de vue d'une névrose possible, est quelque peu gêné par l'existence de l'hémiplégie spasmodique droite.

Sensibilité. — A la douleur ; normale partout, pas de retard ; tactile et thermique idem.

Hyperesthésies. Zones hystérogènes. — Pas d'hyperesthésie cutanée. Pas de zone hystérogène ovarienne ni mammaire. Pas de paresthésies.

Organe des sens. — Rien d'anormal du côté de l'olfaction et de l'audition.

Du côté des yeux, strabisme convergent sous la dépendance de son affection congénitale. L'examen du champ visuel et de la vision des couleurs nous montre tous les caractères de l'*œil hystérique* : rétrécissement permanent et concentrique du champ visuel de l'œil gauche (côté opposé à l'hémiplégie), inversion dans la vision des couleurs.

Motricité. — Hémiplégie spasmodique infantile du côté droit, prédominant surtout au membre supérieur et respectant la face. Au membre inférieur, le pied est en varus equin, pas de contracture permanente. Au membre supérieur, la contracture est très prononcée ; le membre est en adduction, l'avant-bras est fléchi sur le bras, et la main fléchie sur l'avant-bras les doigts dans la paume de la main. On y constate des mouvements associés.

Motricité normale à gauche.

La marche est possible, mais le membre supérieur droit est impotent.

Réflexes. — Les réflexes tendineux sont exagérés à droite : exagération du réflexe rotulien, trépidation épileptoïde et danse de la rotule ; ils sont aussi exagérés au niveau du membre supérieur. A gauche, on note de l'exagération du réflexe rotulien, sans trépidation épileptoïde.

Réflexe pharyngien aboli.

Crises d'hystéro-épilepsie. — Apparues pour la première fois à 15 ans, à la suite d'une émotion, elles reviennent le plus souvent à la période des règles. Elles débutent par une sensation de douleurs, des fourmillements dans le bras droit ; la malade sent très nettement venir sa crise. Pas de cri initial, pas d'émission d'urines ou de matières fécales, mais morsure de la langue. Les convulsions toniques et cloniques, qui commencent par le côté droit, se généralisent aussitôt. La période de stertor est assez courte.

Trophicité. — Atrophie musculaire notable du côté paralysé, qui a subi un développement peu marqué.

Système pileux assez développé aux membres inférieurs.

Fonctions psychiques. — Intelligence vive, mémoire bornée. Emotivité assez marquée.

Etat général. — Faciès plutôt pâle et anémié. N'a pas maigri. Poids 47 kilos le 17 février.

Pendant la période fébrile, le traitement consistait en bromure et en tanin, ergotine et chlorure de calcium contre les hématémèses.

En présence d'une fièvre semblable, des hémoptisies et des signes thoraciques, on a d'abord admis une *tuberculose pulmonaire,* diagnostic justifié par les antécédents personnels de la malade (coxo tuberculose de l'an passé). On a dû abandonner ce diagnostic parce que le sang que la malade crachait provenait de l'estomac et non des poumons ; parce que les accidents coxalgiques que la malade avait présenté il y a un an étaient de nature hystérique ; parce que les signes thoraciques étaient très fug es, contradictoires, changeant du jour au lendemain. Un jour on trouvait quelques râles sibilants, de la submatite assez marquée aux sommets, mais le surlendemain les râles disparaissaient, on n'entendait plus rien d'anormal à la respiration, la prédominance de la mâtité changeaient ou on ne la retrouvait plus. Il n'y avait pas de toux. La dyspnée était passagère, n'apparaissait que quand on observait la malade et qu'on prenait le nombre des respirations. Il n'y avait pas de retentissement sur l'état général, pas d'amaigrissement.

On s'était demandé si ça ne serait pas une *fièvre typhoïde ?* Mais il n'y avait pas de prodromes, pas d'épistaxis, pas de gargouillements dans la fosse iliaque droite, pas de taches rosées lenticulaires. Le faciès était normal, il n'y avait pas de stupeur, ni agitation.

Les urines étaient augmentées comme quantité ; elles étaient claires, de densité normale. Les analyses urinaires faites pendant la période fébrile nous démontrent que l'urée, les chlorures et les phosphates sont diminués ; le rapport entre les phosphates terreux et les phosphates alcalins est, de 1 à 3, comme à l'état normal. Donc, pas d'inversion des phosphates.

Il était bien certain que cette malade n'était i bacillaire, ni typhique. Fort de ce résultat négatif on a admis une *hyperthermie hystérique.* Vu l'état actuel de la science, il est impossible de formuler un autre diagnostic. La guérison de la malade, les circonstances au milieu desquelles avait évolué cette fièvre, ont donné pleinement raison à ce diagnostic. C'est donc bien d'une hyperthermie hystérique qu'il s'agit.

OBSERVATION IV

Henri Soulier. — *Lyon Médical*, 7 janvier 1900.

Une jeune femme de 25 à 30 ans, nature fine, délicate, à la suite d'un très grand chagrin, de très vives contrariétés, un dimanche matin tomba subitement dans un état narcoleptique. Nul antécédent morbide de quelque importance : trois enfants bien portants. Jamais, surtout de phénomènes hystériques, de crise un tant soit peu analogue à la maladie actuelle laquelle, d'ailleurs, est restée isolée, ne s'est plus reproduite, même sous une forme atténuée.

Le sommeil était profond, impossible de réveiller la malade ; pupilles également contractées. Insensibilité absolue. Relâchement complet des membres. L'on dirait d'un sommeil anesthésique, prolongé. Pouls normal ; au contact de la main la température ne paraît pas élevée.

Le soir, nul changement ; mais la première recherche thermométrique (vagin) donne 41°8, à 8 heures 42°9. Dans une consultation avec deux collègues, appartenant, comme moi, aux hôpitaux et à la Faculté, un bain à 28° de 12 minutes est décidé, bien que la température se soit abaissée spontanément à 40°9. Ce bain est très bien supporté ; la malade paraît à peine se réveiller. Demi-heure après le bain, la température s'est encore abaissée à 29°8. Mais à 2 heures du matin, le thermomètre indiqua 44°, et cela dans l'aisselle comme dans le vagin (le thermomètre de mon confrère donne le même degré que le mien), et cependant la chaleur de la peau à la main paraît simplement un peu plus élevée qu'à l'état normal, et le pouls est entre 80 et 90 environ. Un second bain à 28° et de 15 minutes est suivi d'un abaissement de 6 degrés. Mais je me borne à renvoyer au tracé, qui montre une seconde température à 44° pour l'après-midi, et une troisième, encore de 44° pour le troisième jour ; ça été la dernière température très élevée. (Voir courbe n° 3).

J'ai déjà dit que la malade ne s'était réveillée véritablement qu'après

36 heures environ. A ce moment elle avait oublié les évènements qui avaient précédé la crise, l'avaient causée. Du reste, le réveil ne dura pas longtemps. Mais il devint dès lors facile de le provoquer, sinon de le prolonger. Jamais la malade n'accusa de sensation de chaleur exagérée et les urines ont toujours été normales. Les bains ont été bien supportés. Le dernier a été donné le quatrième jour; la température était remontée à 41°2. Le troisième jour il n'avait pas été donné de bain. Le cinquième jour c'était la guérison; il y eut même une température sous-normale.

OBSERVATION V

LE BADIE-LAGRAVE. — (in th. Crouzet, Paris 1895).

La nommée B..., âgée de 18 ans. *Antécédents héréditaires* : Père et mère bien portants n'ayant jamais présenté de manifestations nerveuses. Une sœur également en bonne santé. *Antécédents personnels* : N'a jamais fait de maladie. A toujours été d'un caractère très calme, pas de crises nerveuses, néanmoins elle paraît avoir toujours été un peu impressionnable. A toujours été bien réglée.

Elle se présente à l'infirmerie de la Maternité le 22 novembre (1894), se plaignant de lassitude, et d'un violent point de côté à gauche.

La malade est grande, d'apparence robuste, elle paraît un peu pâle, abattue. Peau légèrement chaude. Pouls à 80. Elle est admise à l'infirmerie à 2 heures de l'après-midi.

A 7 heures du soir, en prenant la température, on constate une ascension extraordinaire du thermomètre, 44°. Quatre thermomètres essayés successivement, marquent exactement la même température.

La malade examinée à ce moment paraît tout à fait calme, pas de délire; elle répond avec une lucidité complète à toutes les questions. A la palpation, la chaleur de la peau paraît un peu augmentée, mais n'est pas proportionnée à la température observée.

Le thermomètre placé dans les deux aisselles marque exactement la même température.

La malade qui avait eu une sensation de froid très vive, sans qu'il y eut un vrai frisson, vers 4 heures de l'après-midi, se plaignait d'une vive douleur au niveau de la partie supérieure de la nuque. Cette douleur est augmentée par la pression, mais ni la vue, ni la palpation ne révèlent rien d'anormal.

Pas de dyspnée, 43 respirations à la minute. L'examen de la poitrine est absolument négatif.

Pouls, 68. Rien au cœur.

La langue est légèrement saburrale, humide, la soif est assez vive; le ventre est un peu ballonné. Il n'est pas douloureux à la pression, si ce n'est dans les régions ovariennes droite et à gauche où la palpation réveille une douleur peu intense.

Ni constipation, ni diarrhée.

Rien à la gorge.

La malade urine abondamment. Les urines sont très claires et ne contiennnent pas d'albumine.

A 8 heures du soir, à 10 heures du soir même température. Outre la douleur à la nuque, la malade se plaint d'une douleur au niveau du sein gauche, douleur qu'elle compare à une vive brûlure. Par suite de cette douleur, que la malade accuse être très vive, elle s'agite, et se tord par moments dans son lit, il n'y a pas de délire.

On observe de temps à autres, et à intervalles très irréguliers, des pauses respiratoires plus fréquents. La peau est sèche, brûlante. Pas de sueurs, les mains sont très rouges.

A 11 heures du soir, la température est toujours de 44°. Le pouls à 60. La respiration à 44.

La malade qui ne se plaint quand elle est étendue, que de son point de côté, accuse des nausées et un violent mal au cœur aussitôt qu'on essaye de l'asseoir.

A 1 heure du matin (23 nov.) T. 41° 6; la malade se plaint moins; elle s'assoupit et dort tranquillement pendant 4 heures, couchée sur le côté dont elle s'était plaint dans la journée. La respiration est absolument calme.

A 6 heures du matin, 43° 2.

A 7 heures du matin, 39° 6. Le pouls est à 66. Elle se plaint seulement de ressentir des battements dans la tête. Elle urine abondamment, et peu après, apparition des règles. (C'était à peu près l'époque de leur apparition normale).

A 11 heures du matin, 41° 1. Pouls à 64. On donne seulement une potion au bromure de sodium.

A partir de 11 heures, on prend régulièrement sa température d'heure en heure, son pouls et sa respiration.

22 novembre	Heure	Température	Respiration	Pouls
soir	7	41	41	80
	8	41	—	—
	10	41	—	—
	11	41	41	68
23 novembre matin	1	41.6	—	—
	6	43.2	41	68
	7	39.6	—	66
	11	41.1	—	64
	12	40.2	42	62
soir	1	38.9	42	64
	2 1/2	37.4	22	54
	3 1/2	37.3	28	62
	4 1/2	37	26	60
	5 1/2	38.4	28	62
	6 1/2	38.8	26	64
	7 1/2	38.8	26	66
	9	39.6	34	60
24 novembre	minuit	36	28	58
matin	10	36.5	20	50
soir	1	36.6	30	70
	4	36.8	36	66
	6	37	26	78
	10	37	32	66
	minuit	37.8	40	66

Le lendemain 25 novembre, T. 37° P. 56. La malade se sent tout à fait bien. Plus de douleur ; elle se lève. En l'interrogeant on apprend que la veille du jour où elle a présenté cette haute température, elle avait eu une petite contrariété.

Le 26 novembre, elle reprenait ses occupations.

Environ quinze jours après elle se représenta de nouveau à l'infirmerie. A la suite d'une petite contrariété du même genre que celle qui avait déterminé la crise fébrile du 22 novembre, elle se sentit malaise, courbaturée ; mais pendant les 2 ou 3 jours qu'elle resta à l'infirmerie, elle n'eut pas un seul moment, d'élévation de la température.

OBSERVATION VI

CROUZET. — Thèse de Paris, 1895.

B..... (Marie), 20 ans.

Antécédents héréditaires. — Père : nul, Mère : la malade la dit très nerveuse et elle paraît avoir eu des crises de nerfs. Une sœur bien portante.

Antécédents personnels. — La malade a eu une fièvre muqueuse à 8 ans ; 8 mois après, une légère bronchite. Pas de rougeole. Pas de coqueluche, pas de rhumatisme. Réglée à 12 ans.

A 14 ans, elle eut pour la première fois des crises nerveuses, assez fréquentes et assez violentes ; ces crises survenaient à l'occasion de la moindre contrariété.

A 16 ans, dans une société où on se livrait à l'hypnotisme, elle se laisse endormir. Il fut assez difficile, paraît-il d'y arriver. Elle ne peut donner aucun renseignement sur ce qu'elle éprouva après cette première séance. Elle ne se souvient pas d'avoir été particulièrement fatiguée.

Depuis cette époque, les crises nerveuses sont revenues plus fréquemment ; elles sont plus violentes qu'auparavant et surtout laissent la malade dans un état de stupeur et d'abattement assez considérable.

A 18 ans elle se laisse hypnotiser pour la seconde fois, et depuis cette époque se livre volontiers à toute expérience. Elle est assez fatiguée à la suite de ces exercices, moins néanmoins, dit-elle, qu'elle ne l'est après une crise de nerfs venue à la suite d'une émotion ou d'une contrariété. Son état général est très bon. Réglée très régulièrement et sans douleur. Elle n'a pas quitté Alger. Pas de paludisme.

Maladie actuelle. — Elle était très bien portante, quand le 21 mars à la suite de chagrins domestiques, elle éprouva une vive contrariété. Elle eut une crise de nerfs d'une durée assez courte. A la suite de cette petite crise, il survint un violent mal de tête qui, ainsi qu'elle l'avait observé après les crises précédentes dura pendant trois ou quatre jours sans qu'elle y fît autrement attention.

C'était une douleur vague disparaissant à certains moments de la journée, pour revenir à d'autres et ne l'empêchant nullement de vaquer à ses occupations. Aussi elle ne s'en préoccupa point.

Le 24 mars, soit trois jours après, la céphalalgie qui avait été à peine sensible dans la matinée, revint beaucoup plus forte, l'après-midi. La malade ne sentit pas la force de sortir et resta chez elle.

Le 25 mars, après une nuit de sommeil elle se réveille sans céphalalgie et vaque à ses occupations. Dans la soirée, abattement, fatigue. Elle éprouve une sensation de chaleur très intense. Pas de frisson.

Elle fit prendre sa température qui, nous dit-elle ensuite, était de 10 degrés.

Le 26, elle ne se lève pas; dans la matinée, elle est prise de vomissements abondants, jaunes, pénibles et douloureux. La céphalalgie est violente, surtout au niveau de la nuque et sur les côtés, constipation, lipothymies.

Le 27, la malade ne vomit que deux fois dans la journée. Pas d'abattement. La température est de 40 degrés. Constipation. Quinine 0,50.

Le 28, la céphalalgie et la constipation continuent. Il n'y a pas de vomissements. La malade entre à l'hôpital. T. 39° 5. Quinine. 0,50.

Le 29 mars. Examen de la malade.

A notre arrivée, le matin, la température est de 39° 8.

Ce qui nous frappe tout d'abord quand nous approchons du lit, c'est le type respiratoire. La respiration est régulière, courte, non anxieuse, mais très augmentée comme nombre. R. 51. Les yeux sont extrêmement brillants et la malade répond sans aucune difficulté à toutes nos questions.

Nous pratiquons tout d'abord l'auscultation de la poitrine et ne trouvons absolument rien. Quelques heures plus tard, M. le professeur Merz, notre chef de service, au cours de sa visite, après un examen minutieux de la poitrine, déclare ne rien trouver.

Au cœur, rien. Pouls à 68.

Du côté du tube digestif, la langue est un peu sale, pas de vomissements depuis deux jours. Ventre flasque, peu sensible sauf au niveau des régions ovariennes, où il existe une douleur assez sensible ; pas de gargouillements dans la fosse iliaque; constipation durant depuis 4 jours.

L'appétit qui, malgré les vomissements, n'avait jamais disparu, est peu développé ; néanmoins, la malade mangerait assez volontiers.

L'examen du bassin, pratiqué par M. le professeur Merz, ne donne aucun renseignement. Utérus petit, non adhérent, indolore. Rien dans les culs-de-sac, pas de vaginite.

Les symptômes généraux sont aussi fort peu développés ; pas de céphalalgie, pas de stupeur, parole très nette. Le sommeil a été très bon et il n'y a pas eu de délire.

En somme, ce premier jour, il n'y a que deux symptômes, la fièvre et la dyspnée,

Du côté des membres inférieurs, on note les phénomènes suivants ;

Membre inférieur gauche. — La sensibilité y est presque complètement abolie. Cette anesthésie totale remonte plus haut que la racine du membre inférieur. L'hypochondre gauche et la partie inférieure du thorax présentent les mêmes troubles de la sensibilité. La sensibilité n'est pas dissociée.

Membre inférieur droit. — Il n'y a qu'une diminution légère de la sensibilité de ce côté. Pas de dissociation.

Membres supérieurs. — La sensibilité y est intacte.

Face. — Indemne. Le réflexe cornéen est conservé. Le réflexe pharyngien est aboli.

Couleurs intactes.

Champ visuel. — L'examen ne nous a pas donné de résultat précis. Nous pensons qu'il n'est pas diminué.

Nous avons dit que les deux régions ovariennes étaient assez sensibles. La pression déterminait de la douleur, mais pas de crises.

Troubles moteurs. — La malade se lève facilement et marche sans aide dans la chambre ; mais, les yeux fermés, elle ne peut pas se tenir debout.

Traitement : purgatif léger, quinine, soir. La journée a été bonne ; la dyspnée a légèrement diminué (R. 48), mais la température a atteint le chiffre de 40° 5.

30 mars, la nuit a été bonne, 5 heures de sommeil interrompu, pas de délire.

Le matin, T. 39° 4. Même état général.

La dyspnée a presque complètement disparu depuis la veille au soir. R. 20, le pouls atteint 92.

La céphalgie est bien diminuée. Il est survenu du bourdonnement d'oreille que l'on impute à la quinine.

Membres. — Alors que la veille l'anesthésie était presque absolue à gauche et seulement diminuée à droite, on constate qu'il y a transposition.

Le côté gauche a presque repris sa sensibilité normale, sauf pour le tact que la malade ne perçoit pas, du cou de pied au genou gauche.

Le côté droit, par contre, a perdu la sensibilité qu'il avait la veille. La sensibilité à la douleur et au tact est fort amoindrie de ce côté, la sensibilité au froid y est totalement abolie.

Les autres signes, reflexes, etc., sont les mêmes que la veille.

La quantité d'urine émise depuis la veille est de 1050 grammes. C'est une urine jaune paille absolument normale (voir plus loin l'analyse).

Interrogée au sujet des quantités d'urine qu'elle émettait, alors qu'elle était encore au traitement chez elle, la malade nous répond n'avoir rien remarqué d'anormal de ce côté. Les urines ont toujours été jaunes et assez abondantes.

Traitement : Antipyrine, lait et bouillon, bien que la malade demande à manger.

Soir : La journée s'est passée sans incidents d'aucune sorte. Une selle. A 6 heures, la dyspnée revient de nouveau et, à 9 heures du soir, la malade à 60 inspirations par minute.

T. 39° 8. — R. 60. — P. 82.

L'examen du sang pratiqué alors que le thermomètre marquait 39 degrés, n'a pas fait voir d'hématozoaires du paludisme. Pendant la nuit, sommeil calme.

Le matin, T. 39° 8. — R. 32. — P. 85.

La céphalalgie a disparu. Il n'y a pas de bourdonnements d'oreille. La langue est propre. On ne trouve aucun changement dans la distribution de l'anesthésie qui prédomine toujours du côté droit.

Quantité d'urine : 1.000 grammes. Appétit assez prononcé. On donne un peu à manger à la malade. Antipyrine.

1er avril : Pendant les 5 premiers jours d'avril, la température reste, matin et soir, au-dessus de 39 degrés. Les inspirations ne dépassent pas 24 par minute. Le pouls oscille de 72 à 80. La malade continue à prendre de l'antipyrine et de la quinine à faibles doses.

Le 6 avril, le seul symptôme noté est un retour appréciable de la sensibilité sur tout le côté droit du corps.

6 avril : Dans la nuit du 5 au 6, la malade a un vomissement alimentaire, suivi de sueurs assez abondantes.

L'examen de la sensibilité, pratiqué le lendemain matin, donne les résultats suivants :

La sensibilité du côté droit est égale à celle du côté gauche, c'est-à-dire seulement diminuée.

Il n'existe plus de plaques d'anesthésie absolue. Les régions ovariennes sont toujours un peu douloureuses. Pas de plaques d'hyperesthésie. La sensibilité au tact est moins développée sur les membres inférieurs que partout ailleurs.

Le 7, il n'y a plus de fièvre, la malade demande à sortir. Elle va chez elle à pied, sans paraître aucunement fatiguée.

Poids à l'entrée : 61 kilos.

Poids à la sortie : 61 kilos.

L'examen des urines, pratiqué le 30 mars, par notre collaborateur et ami, M. Argenson, licencié ès-sciences et chargé des analyses chimiques du laboratoire de M. le professeur Gros a donné les résultats suivants :

Urine du 30 mars :

Volume	1.050
Réaction...................................	Acide
Densité....................................	1.018
Résidu fixe	36.20
Urée......................................	16.30
Acide phosphorique total...................	1.10
Acide phosphorique uni aux sels alcalins....	0.90
Acide phosphorique uni aux sels terreux.....	0.50

OBSERVATION VII

J. RENDU. — *Lyon Médical*, 11 mars 1900.

Mlle Jeanne X..., 21 ans, entre les premiers jours de novembre 1899 à l'infirmerie Saint-Jean. Brune, un peu forte, mise avec une certaine élégance, d'allures plutôt romanesque, qui éveillent immédiatement l'idée de femme nerveuse, sinon hystérique.

Antécédents héréditaires inconnus. Menstruation irrégulière.

A l'âge de 17 ans, un médecin de Paris diagnostiqua chez elle, à la suite d'un état fébrile prolongé, une *granulie aiguë* et conseilla un séjour au sanatorium de Villepinte. Elle en sortit 18 mois après, guérie, dit-elle.

En 1898, nouvelles poussée de tuberculose(?) guérie dans un pèlerinage.

Bref, elle allait bien depuis un an quand, il y a quelques jours, dînant dehors, elle fut brusquement prise au dessert d'un évanouissement qui dura plus d'une demi-heure et fut suivi pendant deux jours de vomissements fréquents et d'un peu de diarrhée. C'est dans ces conditions qu'elle nous fut amenée.

Les vomissements avaient alors cessé, mais la diarrhée persistait. Rien pourtant dans l'aspect extérieur n'était de nature à inspirer de l'inquiétude. Tout au contraire, elle avait une figure pleine, un embonpoint assez prononcé. Rien à l'auscultation du poumon ni du cœur. Le ventre était souple ; un peu de sensibilité au niveau de l'ovaire droit. Pas de fièvre, en apparence du moins. A noter un certain degré d'exophtalmie qui fit rechercher s'il existait un goître. Il n'y en avait pas à proprement parler ; cependant le corps typhoïde était un peu plus marqué qu'il ne devait être. La malade, interrogée, répondit qu'un médecin aurait prononcé à ce sujet, quelques années auparavant, le mot de goître exophtalmique.

La diarrhée fut combattue par les moyens ordinaires : laudanum, bismuth, etc., mais sans succès ; elle devint même plus fréquente. Les selles n'avaient pas d'odeur. Le diascordium à la dose de 5 à 6 grammes par 24 heures ne donna aucun résultat. Craignant quelqu supercherie, je fis noter par l'infirmière le nombre des selles et recommandai de les mettre de côté.

La température rectale, prise régulièrement à partir du 8 novembre, donna pendant 8 à 10 jours un tracé remarquable ou plutôt extraordinaire par les énormes ascensions et les brusques oscillations qu'il présentait. Ces températures excessives furent contrôlées par mon assistant, le docteur Augros et par moi, à l'aide de trois thermomètres différents ; elles sont donc exactes et au-dessus de toute critique.

Les règles survinrent le 11 et durèrent jusqu'au 16 sans attirer particulièrement l'attention.

L'analyse ne révéla dans les urines ni sucre ni albumine.

Durant cette période d'hyperthermie on n'observa que des sueurs abondantes et de la tachycardie ; rien autre d'appréciable du côté de la poitrine ni du côté de l'abdomen. Sans le thermomètre même on ne se serait pas douté d'une pareille élévation de la température. Au toucher on trouvait bien une peau moite et chaude que l'on aurait estimée à 39 ou 40 degré, mais nullement une peau avec cette chaleur *mordicante* que l'on observe dans certaines pneumonies ou quelquefois à l'éclosion des fièvres éruptives. Le contraste était même si frappant, qu'un jour je m'assurai par moi-même que la malade ne dissimulait pas dans son lit une bouillotte d'eau chaude. L'idée d'une fièvre typhoïde, d'une granulie aiguë, se présenta bien à l'esprit, mais elle fut écartée en l'absence des signes habituels. (1)

Toutefois, cet état méritait d'être considéré comme très sérieux en raison de la température qui dépassait 43 degrés. Le 11 même, dans l'après-midi, une défaillance prolongée fit croire à une mort imminente (2) ; et pourtant le lendemain, à la visite, j'avais l'impression que l'existence de cette malade ne courait peut-être un aussi grand danger. Pourquoi? parce que d'une part, on ne constatait ni les signes, ni les symptômes habituels de la fièvre typhoïde, de la méningite, d'une tuberculose aiguë, etc., et que, d'autre part, l'idée de femme

(1) L'épidémie grippale qui sévit en ce moment à Lyon n'avait point encore commencé ; elle permet, croyons-nous, de faire aujourd'hui le diagnostic rétrospectif de grippe à forme intestinale.

(2) C'est pour cela que la température ne fut pas prise.

hystérique ou nerveuse qui m'était venue dès son entrée à l'infirmerie ne m'avait pas quitté.

Que ce névrosisme fut essentiel ou qu'il accompagnait la maladie de Basedourw dont cette jeune fille présentait les caractères, peu importe, il existait, et c'en était assez pour pouvoir cliniquement se demander, si, à côté de l'infection indéniable de la maladie, il était un facteur négligeable dans la circonstance. Si *non*, le pronostic pouvait être moins sévère; c'est là ce qui me donnait quelque confiance. Qu'on ne demande pas maintenant la raison physiologique de cette opinion, qui peut même, dans l'état actuel de nos connaissances, ne pas reposer sur une base bien solide. Après bien d'autres, plus compétents, je se rais fort embarrassé pour la donner. Dans tous les cas, restant sur le terrain purement clinique, c'est l'opinion qui me paraît encore la meilleure.

Quoi qu'il en soit, le 16, les règles finies, un lavement froid fut administré, et la température, qui était le *matin* encore à 42° 7, tomba brusquement le soir à 37 degrés pour ne plus se relever. (Voir courbe n° 5).

Le 18 au matin, à la suite de l'émotion d'une visite, il y eut pourtant une flèche de 40 ° 6 ; mais ce fut la seule et la température redevint définitivement normale. La malade, guérie, sortit quelques jours après.

OBSERVATION VIII

Cuzin. — (in *Lyon Médical*, 3 décembre 1890)

Mademoiselle Anna R..., née à Genève, est âgée de 23 ans. Son père est mort de bacillose pulmonaire (?) ; caractère calme, pas de tare alcoolique. Mère morte de péritonite puerpérale à 17 ans.

Personnellement, la malade a été traitée à Lyon pour une scoliose ; a toujours été très nerveuse, même dans son enfance. Jusqu'à 12 ans, elle a eu, par intermittences, de l'incontinence nocturne d'urine qui a progressivement disparu en même temps que des crises convulsives apparaissaient. A 11 ans, on la mène à la Salpêtrière, où le professeur Charcot pose le diagnostic d'hystérie grave et pronostique de grandes attaques pour plus tard. Elle fait un séjour de quelque temps à la Salpêtrière. Puis, à la suite de quelques troubles mentaux mal caractérisés, la malade est successivement interné à l'asile de Limoges, à Sainte-Anne, à Villejuif.

Le 18 décembre 1898, elle a, dans la rue, la sensation d'une vapeur lui montant à la tête; elle a du vertige, s'assied sur un banc et depuis ne se souvient de rien.

A 7 heures du soir, on la transporte sans connaissance à l'hospice de la Croix-Rousse, et le soir même elle prend 7 crises franches d'épilepsie.

Le 31 décembre, 2 nouvelles crises.

Le 1er janvier, même état de mal avec obnubilation intellectuelle et céphalée.

Le 5 janvier, elle prend 5 nouvelles crises et commence à délirer.

Le 20 janvier, elle est tourmentée par des douleurs gastralgiques très violentes et vomit du sang. Son délire persiste et elle est adressée à l'asile de Bron avec le diagnostic de manie épileptique.

21 janvier. La malade entre à la Clinique de M. le professeur Pierret. A son entrée on n'observe rien du délire épileptique : conscience parfaite, pas d'amnésie ; la malade raconte sa vie avec précision, cite des dates, des noms ; pas d'hallucination ; simple agitation, nullement furieuse ni agressive. Ce qui domine, c'est une gaieté bruyante et quelque peu incohérente ; elle tutoie tout le monde, chante constamment, souvent les mêmes airs : son caractère est très instable, l'attention est impossible ; elle pleure, chante, rit sans motifs. Le soir de son admission à la Clinique, la malade prend une crise d'épilepsie avec cri initial, pâleur, chute, mouvements toniques et cloniques, stertor, etc.

Voici, à son entrée, le résultat de son examen somatique :

Poumons. — Indemnes. Rien d'anormal, si ce n'est une respiration un peu irrégulière comme rythme.

Système digestif. — Langue un peu saburrale, vive douleur spontanée au creux épigastrique; à la pression la douleur est mal délimitée : vomit du sang. L'abdomen est souple. Les selles sont régulières. Le foie et la rate sont normaux.

Système uro-génital. — Les urines n'ont ni sucre ni albumine. Le

toucher donne un col gros et étalé; les culs-de-sac ne sont pas dou
loureux.

Système nerveux. — Motilité normale : pas de troubles de la parole
ni de la marche. Force musculaire normale. Pas de contracture spontanée ou provoquée. La sensibilité est parfaite ; pas de plaques d'anesthésie en aucun point ; pas de zone spasmogène ; la compression des
ovaires reste négative.

Organe des sens. — Un peu d'anosmie à droite. Pas de troubles
visuels; pas de rétrécissement du champ visuel. — Les réactions
oculo-motrices sont normales. — Il n'y a pas de troubles trophiques
apparents.

30 Janvier. Cette nuit la malade a eu une hématémèse abondante
avec crises gastralgiques très aiguës. — Orthoforme, morphine.

9 février. Du 9 janvier au 2 février, la malade a souffert beaucoup
de l'estomac et a douze hématémèses. Le sang est noir. Malgré une
perte considérable du sang (500 gr. environ), l'état général de la malade
reste assez bon. — Traitement : Suppression des ingesta, glace, lavements chauds, ergotine et morphine, injections de gélatine.

24 février. La malade a encore eu 5 hématémèses, 3 crises d'épilepsie.
Etat général assez bon.

6 mars. Depuis le 24 février, la malade a encore eu 8 vomissements
de sang abondants. Hier elle a pris deux syncopes. Le matin, à la
visite, le faciès est pâle, à reflets verdâtres; collapsus : regard fixé et
immobile, membres froids et inertes, cornée insensible, pupilles très
dilatées, respiration ralentie, le pouls est à peine sensible et très
rapide, les battements du cœur faibles et rapides. Depuis sept jours
à la suite de ces hémorragies, gastriques, la température s'est progressivement abaissée et s'est maintenue au-dessous de 35 degrés ; ce
matin elle est à 31°3. On fait immédiatement, coup sur coup, une
injection d'éther et de caféine; demi-heure après la malade, auparavant inerte, fait quelques mouvements, puis progressivement reprend
connaissance. On relève sa tension par une injection de 500 grammes
de sérum artificiel. A midi, c'est-à-dire deux heures après, la malade
s'assied sur son lit, chante, rit et cause.

7 mars. La température est remontée; l'état général est meilleur.

Malgré quelques douleurs épigastriques, la malade est d'une gaîté bruyante. Nouvelle injection de sérum de 500 cc.

8 mars. Brusquement, à deux heures du soir, la température, qui était à 38°0, monte à 39°6 ; en même temps, frisson intense avec horripilation de la peau, chaleur, sueurs profuses. Une heure après, sensation d'affaissement, douleurs vagues et généralisées. A ce moment, on ne trouve rien du côté des organes qui puisse expliquer cette brusque ascension thermique. Les urines sont normales ; la vessie se vide bien ; pas de grosse rate ; la malade dit n'avoir jamais eu d'accès paludéens.

9 mars. La matinée a été bonne. L'après-midi, à 2 heures, nouvel accès fébrile identique à celui d'hier : frisson, claquement des dents, tremblement massif, puis chaleur et sueurs ; le stade sudoral est plus long que celui d'hier. Les urines des 24 heures en revanche n'atteignent que 400 cc. A 5 heures du soir, la température est encore à 38°2 ; faiblesse excessive, courbature. Toujours pas de grosse rate.

10 mars. A 2 heures de l'après-midi, nouvel accès avec mêmes stades, mais moins marqués que les précédents. L'abattement est moins profond : en revanche, la malade se plein d'une céphalée très vive qu'elle compare à un cercle de fer,

Pour la première fois depuis son entrée, la malade prend à 5 heures du soir une crise d'hystérie ainsi caractérisée : début par du hoquet, puis une contracture généralisée qui place les membres dans l'extension forcée, le pouce en abduction. Sur cette contracture viennent s'ajouter des contractures intermittentes qui soulèvent d'un bond la masse du corps, le mettent en arc de cercle et le laissent retomber sur le plan du lit. Accompagnant cette contracture, on entend un hoquet bruyant, très intense, rythmé, qui soulève brutalement la masse intestinale ; le diaphragme senti à la palpation, en comprimant l'estomac par ses contractions rythmiques, chasse l'air qui est contenu est produit un gros souffle amphorique perçu à distance. Le corps est en opisthotonos, les pupilles dilatées ; la malade pousse des cris répétés très aigus. Au moment de la crise, l'anesthésie est complète, profonde, généralisée. La compression ovarienne a arrêté presque immédiatement la crise ; le réveil a été calme et indifférent ; amnésie. Le soir, à 8 heures, nouvelle crise semblable. Hématémèse.

11 mars. Deux crises d'hystérie avec cris bruyants rappelant des cris de souffrance.

15 mars. Du 11 au 15 mars la malade prend en moyenne une crise d'hytérie par jour. Les stigmates sont apparus presque au complet ; l'anesthésie est classique, rétrécissement du champ visuel, anesthésie de la cornée ; la zone ovarienne est remarquablement nette comme action spasmogène et frénogène.

5 avril. Du 15 mars au 5 avril, quelques crises d'hystérie très espacées. La température a oscillé entre 36°5 et 38° degrés.

6 avril. La malade a eu une crise qui a duré deux heures : le réveil a été méchant. A 8 heures du soir, sous le coup d'une impulsion, elle a brisé plusieurs carreaux de vitres et s'est fait une blessure profonde au poignet avec ouverture de la radiale. Hémorragie considérable évaluée à plus d'un litre. Le soir à 9 heures, faiblesse extrême, vertiges. Au lieu d'un abaissement thermique prévu la température est montée rapidement à 40°5 ; le pouls est petit. Dans la nuit nouvelle hémorragie. On injecte un litre de sérum.

7 avril. La malade est triste, furieuse par moment, sans délire. La température est redescendue à 38 degrés et s'y maintient.

29 avril. Dans la nuit, la malade a été prise de coliques violentes avec vomissements alimentaires ; l'état général est bas. T. 39°5.

30 avril. Aux coliques a fait suite une diarrhée très fétide ; la malade a eu quinze selles dans la journée. T. 41°1.

1er mai. L'état s'améliore et la température est redescendue.

15 juin. La malade a pris, ces quinze derniers jours, de grandes crises d'hystérie avec cris, attitudes passionnelles, hallucinations, rêves, miniques expressives. L'état général est bon ; la température, très irrégulière, oscille entre 36 et 38 degrés.

28 juin. Hier, la température est montée brusquement à 40°9 ; en même temps grands frissons, sueurs profuses. La malade attire l'attention sur un écoulement vaginal qui date de quelques jours et qui, examiné au microscope, contient des gonocoques.

24 juillet. La température est toujours irrégulièrement élevée. La malade craint « d'avoir une maladie dans le ventre », elle accuse des douleurs au niveau des trompes. Au toucher le col est gros et doulou-

reux ; il n'y a pas de collection sentie. Il y a en revanche de l'hype-resthésie de la peau au niveau du bas-ventre.

7 juillet. On note de la rétention spasmodique d'urine. Les douleurs salpuigiennes persistent ; la malade réclame un vésicatoire qui fait disparaître les douleurs en deux jours.

Le 9 juillet ; en effet, les douleurs ont disparu, la leucorrhée persiste de même que la rétention d'urine. Pendant toute cette période de douleurs, la température, s'est maintenue très élevée.

Août et septembre. Rien à signaler au point de vue de la température. La maladie continue à prendre de grandes crises d'hystérie, véritables rêves mimés où les hallucinations prédominent.

12 septembre. A la suite d'une contrariété et d'une forte émotion, la malade a de nouveau cassé des carreaux et s'est fait une blessure au poignet. A ce moment l'anesthésie la veille segmentée est devenue générale. Pas de température.

13 septembre. La température est montée à 39° ; dépression très marquée ; demi-mutisme ; facies pâle et défait ; on fait le pansement de la plaie ; il n'y a pas traces de suppuration. A 4 heures du soir la température monte rapidement à 41°4. On prend la température avec deux thermomètres et à deux reprises ; le chiffre obtenu reste le même. Pas de frisson, pas de chaleur, ni sueur. La malade se renferme dans son mutisme ; mimique agressive. Somatiquement on ne trouve rien ; les urines sont normales.

14 septembre. La malade a bien dormi ; les urines sont normales ; mimique toujours sombre ; la malade ne veut accepter aucune boisson, aucun aliment, aucun médicament. T. 38°4. L'exploration des organes est toujours négative. Pouls à 132.

15 septembre. La malade est un peu affaiblie ; le soir la température est montée à 41°4. La température a été prise deux fois avec deux thermomètres et dans l'aisselle. La malade se plaint simplement d'une sensation de froid intense. Ni chaleur, ni sueur. L'analyse qualitative des urines faite par M. Lambert, pharmacien en chef de l'asile de Bron, donne les résultats suivants :

Urines pâles. Densité........................... 1006 »
Volume... 1610 cc.
Urée....................... 5 gr. par litre, 8,05. en 24 h.

Acide phosphorique.............. 0,60 par litre, 0,96. en 24 h.
Chlore...................... 3,23 » » 5,20. — »

16 septembre. Malade pâle, abattue, souffrant un peu de l'estomac.
Deux crises d'hystérie. La mimique est toujours méchante. La température est montée à 41°6 ; la malade a toujours froid et garde constamment, pour se couvrir un épais édredon, sur son lit. Les urines restent
normales ; l'examen des organes ne révèle rien. Voici le relevé de ces
accès thermiques.

17 septembre. La température baisse peu à peu. Rien à noter au
point de vue subjectif ni objectif.

21 septembre. La malade a pris deux crises depuis le 17. La température est à peu près normale.

25 septembre. Température normale. Comme stigmate, on trouve :
anesthésie par places ; rétrécissement du champ visuel, dyschroma-
topsie pour le rouge.

17 octobre. Du 25 septembre au 17 octobre, rien de saillant.
Quelques crises assez espacées. Mais depuis hier la malade souffre
violemment de la tête. La température est montée à 39°3 ; la céphalée
paraît très vive ; c'est une sensation de pesanteur très douloureuse,
siégeant à la voûte et aux tempes. Pas d'appétit ; insomnie complète.

18 octobre. La céphalée persiste atroce, arrachant à la malade des
cris de douleur : « Oh ! que je souffre ! ma pauvre tête ! par pitié,
calmez-moi !... » Il y a de la photophobie ; la tête enfouie sous ses
draps, la malade pousse des plaintes continuelles avec cris aigus
intermittents. Tous les calmants employés restent inactifs : morphine,
trional, exalgine, glace sur la tête, compression crânienne rien n'y
fait. La température est à 40°2, le pouls à 140, difficilement perceptible,
le corps couvert de sueurs froides et abondantes. Constipation, Anorexie complète.

20 octobre. La malade est dans le même état de souffrance. Cris
monotones et continuels. Photophobie. A eu deux vomissements cette
nuit. Constipation persistante, T. 40°8, le pouls n'est qu'à 90. Les calmants renouvelés restent encore inefficaces ; le sommeil provoqué seul
calme momentanément la malade, un quart d'heure environ ; mais peu
à peu la sensibilité renaît, les plaintes réapparaissent et la scène
clinique recommence.

Le 21 octobre. Les phénomènes méningitiques s'accentuent et se complète. Céphalée, photophobie, vomissements, constipation, fièvre dissociée ; T. 39°8, pouls 84. Les urines de cette poussée fébrile examinées à ce moment donnent les résultats suivants :

Volume.. 1716 cc.
Densité .... 1008 »
Urée .... 6,94 par litre, 11,91 en 24 h.
Acide urique et composés xantho-
    protéiques .... 0,15 »   »   0,25 » »
Acide phosphorique............. 0,46 »   »   0,79 » »
Chlore....................... 1,668 »   »   2,862 » »

« Cette urine, comme celle analysée le 15 septembre, offre la plupart des urines dites « nerveuse » : volume supérieur à la normale, densité très faible due à la diminution des éléments fixes. Elle ne se rapproche des urines fébriles que par la proportion assez élevée des pigments urinaires normaux qu'elle renferme. »

22 octobre. Même état douloureux. Plus de vomissements. Aujourd'hui apparaît une rétention spasmodique d'urine.

24 octobre. Le mal de tête a disparu, la température est tombée, l'appétit renaît ; la malade est gaie, cause, rit. Elle a pris deux petites crises d'hystérie ; elle n'en avait pas pris durant toute sa période fébrile.

Examinés en ce moment les stigmates sont : anesthésie complète et profonde portant sur la face (cornée, langue, pharynx), les membres sauf aux deux avant-bras et aux deux jambes ; rétrécissement très marqué du champ visuel, irrégulièrement serré pour le rouge ; acuité visuelle faible ; zone ovarienne très sensible. Pendant toute cette période fébrile, les organes ont été méticuleusement observés et sans résultat. La malade ayant eu une otite suppurée il y a un an, ses deux oreilles ont été examinées par un spécialiste, M. Royet, et sans rien pouvoir trouver.

OBSERVATION IX

Estèves.— Nouv. Icon. de la Salpêtrière, 1892, p. 43.

N. N. âgée de 17 ans, au tempérament neuro-lymphatique et de faible constitution, est issue de parents névropathes ; chacun d'eux offre des bizarreries de caractère qui les rangent dans cette grande famille qui embrasse dans ses ramifications de si variés exemplaires.

Parmi ses oncles, il en est sept qui peuvent se classer parmi les faibles d'esprit ; l'un d'eux est intelligent, quoique d'un caractère original.

Elle a un tic à la paupière droite et un autre à l'épaule du même côté, qu'elle soulève à de courtes intermitences, surtout lorsqu'elle parle.

L'un de ses frères est un imbécile, et l'autre l'est aussi, si nous nous tenons à la classification de Morel, qui appelle faibles d'esprit les individus qui, présentant des facultés intellectuelles assez développées, manquent nonobstant de jugement et ne savent pas se diriger dans la vie.

Elle avait été élevée jusqu'alors comme une enfant et cette éducation s'harmonisait bien avec ses goûts, son caractère et son développement retardé.

Elle avait 17 ans, et ses règles n'avaient pas paru encore, lorsqu'au mois d'août 1885, après quelques jours de malaise indéfini, des convulsions franchement hystériques se produisirent, donnant lieu, plus tard, à la succession des états qui permettent de qualifier sa névrose de grande hystérie.

A la fin du mois d'août, les convulsions générales cessèrent et la contracture des membres apparut alors. Dans cette situation, la fièvre se présenta et la contracture des membres supérieurs disparut immédiatement, sans que les convulsions revinssent. Le médecin traitant crut que cette fièvre s'expliquait par une légère rougeur qu'il observa au pharynx, mais la vérité est que son imagination exagéra l'importance de ce qu'il voyait par la crainte d'avoir contagionné la malade. (Il avait assisté, quelques jours auparavant, un enfant atteint de diphtérie.)

Cependant, les journées s'écoulaient ; l'angine légère disparut ; tous les organes furent examinés sans qu'on pût y trouver quelque chose qui expliquât l'hyperthermie.

L'unique symptôme qu'on observa pendant plus d'un mois et demi fut la fièvre. La température oscillait entre 39 et 41° 2, sans que la quinine ni l'antipyrine fussent capables de modifier d'une manière appréciable. Le délire apparaissait quand la température atteignait ou dépassait 40 degrés et il était de la même nature que celui de la dernière période des convulsions : elle voyait des hommes et leur parlait.

Quand la chaleur baissait, elle se rendait compte de ce qui l'entourait et elle se renfermait dans un mutisme absolu. Durant toute cette période, les vomissements furent continuels, de sorte que l'alimentation fut on ne peut plus parfaite.

Peu de temps après l'apparition de la fièvre, on remarqua une éruption morbilleuse, qui disparut bientôt sans aucun autre symptôme de rougeole. On trouva dans le lit de la malade une brosse au moyen de laquelle elle s'était probablement frictionnée, ce qui contribua, peut-être, à rendre l'éruption plus intense, mais on ne saurait soutenir qu'elle en fut la cause unique, car nous verrons plus tard que, sans l'intervention d'une pareille cause, il apparut dans une autre attaque semblable à celle que j'ai décrite des tâches érythémateuses.

Je regrette de ne pouvoir entrer ici dans de plus amples détails, mais on ne releva pas d'observation détaillée, et le cadre thermique, lui-même est incomplet, puisqu'on n'y trouve que les températures de 14 jours. La température était prise 4 fois dans les 24 heures ; à 7 heures et à 11 heures du matin, à 5 heures et à 10 heures du soir.

Tout le temps que les températures se conservèrent élevées, les mouvements respiratoires étaient si lents et si superficiels qu'au premier coup d'œil on n'aurait pas soupçonné 40 degrés de chaleur. On avait grand peine à percevoir, en auscultant, le murmure vésiculaire.

Elle garda le lit pendant trois mois, dont un et demi ayant la fièvre ; l'alimentation avait été très imparfaite, ainsi que nous l'avons dit, et cependant elle se leva, conservant son embompoint et sans que rien dans son aspect trahît qu'elle venait d'être malade. Le séjour à la campagne suffit pour dissiper les vomissements et les légères élévations thermiques qui existaient encore. Pendant trois jours, elle vomit tout ce qu'elle mangeait ; tout disparut enfin et elle n'éprouvait plus le moindre malaise.

Pendant trois ans, cette personne ne ressentit que de légères incommodités. Au mois d'août de 1888, et après cinq jours d'un malaise général, elle fut obligée de s'aliter à cause d'une céphalalgie supraorbitaire et occipitale et de douleurs dans les membres. Point de garde-robes depuis cinq jours, grande prostration des forces et 38° 9.

Au lieu de prendre 30 centigrammes de calomel, elle renforça la dose pour son propre compte et prit encore 60 grammes d'huile de ricin. L'effet ne se fit pas longtemps attendre et les selles attinrent le nombre de 11 en moins de huit heures ; les coliques étaient violentes. Les souffrances abdominales furent un peu calmées par le laudanum et les émollients, mais la céphalalgie était intense. Les symptômes prédominants, pendant 8 jours sur 10 qu'elle garda le lit, furent la fièvre et les douleurs abdominales. Depuis le 11, à 8 heures du matin, elle n'urina point et la vessie resta vide. Pendant ces 75 heures, les vomissements furent très fréquents. Depuis 9 heures du soir du 14 jusqu'au 15 à la même heure, on recueillit 350 grammes d'urine claire avec un grand dépôt muqueux ; celui-ci se composait des cellules épithéliales vaginales et vésicales en grand nombre ; le dosage de l'urée fut de 7 pour 100, de sorte qu'il s'en était excrété, en 24 heures, 24 gr. 50.

Dans les 24 heures suivantes il y eut 490 grammes d'urine, avec 7.55 pour 100 d'urée, ce qui revient à 39 gr. 8. Elle demeura tranquille après le bain, mais dans la soirée le ventre devint encore tympanique et douloureux et la température s'éleva comme la nuit précédente. La quinine ne produisant pas de modification dans la température, le traitement consista dans les bains tièdes et de la morphine pour calmer les douleurs. Les vomissements continuèrent et il y en eut même de teintés de sang.

Déjà le 17, la température était arrivée à la normale ; la malade se trouvait bien et elle ne se rendit pas compte de l'élévation de température de 1° que le thermomètre révéla dans la soirée du 18.

La constipation continuait depuis le 9 qu'elle avait pris le purgatif jusqu'au 16, jour où elle expulsa après quatre clystères quelques matières fécales. On avait employé aussi les jours antérieurs des layements qui furent retenus. La langue se conserva toujours nette et un peu sèche.

Elle ressentit le 16, dans le côté gauche du corps, un frisson qui était tout à la fois subjectif et objectif. On notait facilement la différence de température entre le côté gauche et le côté droit. La malade est hémi-anesthésique gauche. Le pouls a eu une fréquence en rapport avec la température ; la respiration ne s'est pas comportée de même ; elle était superficielle et lente, on percevait difficilement à l'auscultation l'entrée de l'air.

Les différences qu'on observait dans l'état de la malade à certains moment de la journée, était tellement remarquables qu'on aurait pu croire quelquefois que tout allait se terminer et qu'il ne s'agissait que de troubles fonctionnels.

Le type de la fièvre a été le même que celui de l'année 1885, plus bref et moins élevé, ainsi qu'on pouvait le voir dans la courbe thermographique.

Il n'y avait pas un mois et demi qu'elle était rétablie, lorsqu'elle éprouva de nouveau du malaise, de la lassitude, de l'anorexie qui l'obligèrent à garder le lit où elle resta le double du temps qu'au mois d'août. A la date du 3 octobre, les symptômes culminants étaient les douleurs lombaires et la céphalalgie. La température s'élevait à 38°7. Le jour suivant elle se réveille avec les mêmes symptômes, qui se calment vers le milieu du jour pour augmenter dans l'après-midi. La température qui était au matin de 38°7 s'était élevée à 39°7. Comme la température était haute et que la malade avait le délire, on lui donna un bain qui au lieu d'être tiède fut d'une température plus élevée que celle de la malade.

Quand elle en sortit, le visage était congestionné, et la température s'élevait à 40°5. La température n'était plus dans la matinée du jour suivant que de 38°7 et elle oscilla entre ces degrés et 39°7 jusqu'au 18.

Deux jours après son séjour au lit, elle se plaint de douleurs aux gros orteils et au genou droit. La douleur persiste dans ces parties et atteint au quatrième jour l'épaule gauche et successivement les coudes et les poignets des deux côtés. Les articulations atteintes ne changèrent point de coloration, ni de volume et les douleurs aiguës au point d'arracher des larmes se calmaient à certaines heures de la journée et permettaient à la malade de changer de position et de converser gaîment. La fièvre persistait nonobstant et vers le soir les douleurs s'exacerbaient et la chaleur augmentait.

Le 18, la température commença à décroître et la malade resta trois jours apyrétique, mais les douleurs continuaient ayant les mêmes caractères. La fièvre apparut de nouveau pour peu de jours, et enfin le 29 octobre, il se produisit une ascension de 2°. La courbe descend ensuite brusquement et les douleurs disparaissent. Après que les douleurs articulaires des membres eurent disparu, une douleur aiguë persista dans la colonne lombaire qui continua à l'incommoder quelques jours après son lever.

Étant déjà apyrétique, des tâches congestives, petites et de forme irrégulière apparurent aux bras et à la jambe gauche.

L'appareil digestif ne parut pas altéré, si nous exceptons tout le temps que persista l'attaque fébrile et douloureuse. La langue fut toujours nette et il n'y eut point de vomissements. Comme précédemment le pouls et la température gardèrent le rapport général, à l'opposé de la respiration.

La quinine fut administrée de prime abord, elle fut remplacée par l'antipyrine dès que les douleurs articulaires apparurent. On dut la supprimer comme le salicylate de soude à cause de son inutilité. Non seulement elles ne calmaient pas les douleurs, mais même elles n'agissaient pas sur la température. Les pressions exercées avec toute la main calmaient les douleurs, tous les topiques les augmentaient et un soulagement qui permit le sommeil ne fut obtenu que par la morphine et les bains tièdes. Au bout de quinze jours et vu l'inutilité des moyens employés, on recourut à la suggestion. Le thermo-cautère chauffé au rouge blanc, et promené à une certaine distance des points douloureux, fut l'appareil dont on se servit pour agir sur l'imagination de la malade à laquelle on assurait que la douleur avait disparu après chaque séance de passes de chaleur rayonnante, non employé par le médecin traitant. La disparition momentanée à la suite des deux ou trois premières séances devint durable dans la suite et la malade fut guérie.

OBSERVATION X

AFFLECK. — (Résumée in Semaine Médical. 1892 p. 410).

Une femme âgée de ving-sept ans, fut admise à l'hôpital le 8 décembre 1891. Elle se plaignait de céphalalgie, de douleurs gastriques et de vomissements accompagnés parfois d'hématémèse. La malade était légèrement anémique mais ne paraissait pas très souffrante. Elle ne présentait aucune trace d'affection viscérale ; la menstruation était irrégulière. Les vomissements cessèrent après son entrée à l'hôpital, mais la température oscilla entre 39° et 39°5, sans que l'on put expliquer ce phénomène. Le pouls était environ à 100, mais sa fréquence n'était pas en rapport avec les variations thermo-métriques. Cinq semaines plus tard, rien de particulier ne s'étant produit dans l'intervalle, la température monta subitement à 40°5. Elle retomba à 36°, quelques heures plus tard, et la chûte thermométrique fut suivie d'une éruption d'urticaire. Pendant tout le mois de janvier, la température se maintint au-dessus de la normale. Le 16 février, elle s'éleva à 41°5 et un peu plus tard à 44°. Ces observations ont été soigneusement contrôlées au moyen de différents thermomètres. La malade ne se plaignait que de frisons légers et d'une soif peu prononcée. La température plus élevée tantôt du côté droit, tantôt du côté gauche, résista à tous les antipyrétiques ordinaires. Pendant toute la durée de son séjour à l'hôpital, la santé générale de la malade s'est maintenue, et son poids a augmenté de plusiers livres.

OBSERVATION XI

CLEMOW. — Soc. Clin. de Londres, 25 nov. 1887.
(in Crouzet. Thèse de Paris 1895).

Lors de son entrée à l'infirmerie royale d'Edimbourg, le 22 octobre 1883, la malade se plaignait de vertiges et de douleurs dans le côté gauche ; les jambes étaient couvertes de purpura. Le 29 novembre à la suite d'une frayeur, on nota chez cette jeune femme une température de 42°, et pendant la nuit suivante le thermomètre atteignit 44° pour descendre au bout de quelques heures à 37°.

Le 30 novembre, le thermomètre marquait à midi 43°5, à 4 heures de l'après-midi on trouvait 42°5 dans l'aisselle droite et 38° dans la gauche.

A minuit, 37° à droite et 42°5 à gauche.

Pendant les 4 premiers jours de décembre, on nota des températures très élevées, tantôt à droite, tantôt à gauche.

Le 30 novembre la malade avait eu une attaque tétaniforme. Le 1er décembre, après une crise de vomissements et de céphalalgie, on observa des mouvements rapides des paupières, du strabisme convergent et une réaction défectueuse à la pupille droite ; la compression du sommet de la tête était douloureuse et produisait des spasmes pseudo-tétaniques, pendant lesquels le cœur battait très rapidement pendant que le pouls devenait presque imperceptible.

Le 4 décembre, la différence de température entre les deux côtés du corps était perceptible avec la main. Du 4 au 13, la malade reste plongée dans un profond sommeil, interrompu par des accès de délire violent. On nota à ce moment une absence complète des réflexes profonds et superficiels, de l'anesthésie cutanée, de l'incontinence d'urine. La compression de la partie gauche de l'abdomen était suivie d'une attaque convulsive. Le 3 janvier, la température baissa en quelques minutes de 43° à 37 degrés.

A partir de ce moment l'état de la malade s'améliora grandement et le 1er avril elle quitte l'hôpital.

OBSERVATION XII
Deleuil.— Thèse de Montpellier, 1887.

Il s'agit d'une demoiselle âgée de 21 ans, sans profession, frêle, d'une nature très impressionnable ; de parents très nerveux, elle-même n'a jamais eu de crise, mais son caractère est d'une mobilité extrême. Un écroulement financier engloutit sa fortune. Violent désespoir ; les attaques d'hystérie éclatent. Entre à l'hôpital d'Aix, salle des pensionnaires. Nous constatons jusqu'à cinquante crises par jour, convulsives d'abord, et survenant à toute heure ; elles se modifient et se régularisent ; chaque jour à heure fixe tel type de crise revient. Contractures de membres, spasmes du pharynx, du diaphragme, hyperesthésie cutanée, douleurs articulaires très violentes, paralysies, rétention d'urine, hémiplégie gauche. Deux mois après son entrée, un mouvement fébrile survient ; le thermomètre donne le premier jour, et le soir 38 degrés ; le pouls est fréquent (110), petit ; frissons, puis sueurs abondantes ; céphalalgie, prostration très grande ; les convulsions hystériques cessent complètement.

Second jour : T. 37° 8, soir 38° 4 ; délire léger, voit des animaux sur son lit, se débat pour les faire fuir, délire ne survenant que tout autant qu'elle ferme les yeux ; bredouille des mots inintelligibles, des phrases sans suite.

Troisième jour : T. 37° 9, soir 38° 3 ; pas de troubles viscéraux ; la céphalalgie et le sub-délire persistent ; tousse un peu ; rien à l'auscultation.

Quatrième jour : T. 37° 6, soir 38° 1 ; même état.

Cinquième jour : T. 37° 8, soir 38° 4 ; est prise de diarrhée ; sa faiblesse est si grande qu'elle s'évanouit en se dressant sur son lit ; sueurs profuses.

Sixième jour : T. 37° 5, soir 37° 8 ; mêmes symptômes, moins accentués.

Septième jour : T. 37° 4, soir 37° 9 ; la diarrhée cesse.

Huitième jour : T. 37° 8, soir 37° 8, crise de somnambulisme.

Les jours suivants, la température redevient normale, mais les attaques d'hystérie, reviennent en scène ; au huitième jour du début de sa fièvre elle est complètement remise, se lève, mange, a la même force qu'avant ; seules, les crises de somnambulisme et de spasmes se reproduisent chaque jour. Les semaines passent, amenant des crises diverses. Trois mois après son premier accès fébrile, nouveaux frissons ; chaleur forte, le thermomètre donne 38° 3 ; cette fois encore, les convulsions hystériques s'arrêtent, le mouvement fébrile, sans autre trouble qu'une légère courbature avec rapidité extrême du pouls, dure quatre jours, donnant au thermomètre de 37° 7 à 38° 9 ; puis tout s'efface, ainsi que précédemment, les crises convulsives alternent de nouveau avec les spasmes et le somnambulisme, et la patiente comme par le passé, traverse des jours meilleurs et des jours pires.

Enfin, cinq mois après, un nouvel accès de fièvre la prend ; le thermomètre monte rapidement, et dès le soir du premier jour, marque 39° 2 ; le pouls est filiforme et donne 115 puls. ; léger délire ; les attaques hystériques ne sont point suspendues, comme autrefois, mais se transforment ; chaque jour à heure fixe, notre malade tombe tout d'abord dans une sorte d'inertie intellectuelle et physique, reste comme pétrifiée, les yeux hagards, le regard fixe, conservant un mutisme absolu, puis subitement pousse un grand cri prolongé, porte ses mains à l'hypocondre gauche, où vient de se déclarer une violente douleur ovarienne, se tord en des convulsions cloniques, mêlées d'abondantes larmes ; les convulsions se modèrent, cessent, la respiration se produit plus fréquente, s'accélère de plus en plus, le thorax est soulevé avec violence ; puis tout se calme, l'orage passe, pour revenir quelques minutes après. Elle a ainsi trois ou quatre crises, et toujours à la même heure, 6 heures du soir.

Le second jour de la fièvre, le thermomètre donne le matin 38° 1, le soir 39° 3 ; langue saburrale, rouge sur les bords, chaleur mordicante, ventre légèrement ballonné, violente céphalalgie, bourdonnement d'oreilles, constipation.

3e jour : T. 37° 9, soir 39° 1 ; mêmes symptômes.

4e jour : T. 38° 2, soir 39°7 ; prostration plus grande.

6e jour : T. 38 degrés, soir 39°6 ; langue sèche, faiblesse excessive. Ne prend qu'un peu de lait, 100 gr. par jour.

7e jour : T. 38° 3, soir 39° ; 3 pas de diarrhée.

8e jour : T. 38° 3, soir 39° 4.

9e jour : T. 38° 2, soir 39° 1 ; état général meilleur.

10e jour : T. 38 degrés, soir 38 degrés.

11e jour : T. 37° 8, soir 39° 2.

12e jour : T. 37 degrés, soir 38 degrés.

13e jour : T. 37° 4, soir 37 degrés.

Les jours suivants, la température s'abaisse graduellement jusqu'à la normale, et le 16e jour de sa fièvre, la malade se lève ; les crises convulsives font place à des crises de léthargie. Il est à remarquer que le jour de son rétablissement complet (de la fièvre, bien entendu) coïncide avec une bonne nouvelle qu'on lui annonce.

OBSERVATION XIII

(Fièvre hystérique et dyspnée). Henri FABRE. — Th. de Paris, 1888.

La nommée M... Lucie, âgée de 26 ans, domestique, entré le 8 octobre 1888, salle Valleix, dans le service de M. le professeur Brouardel.

Père bien portant ; sa mère a souffert, dans sa vie, d'attaques convulsives qui semblent se rapporter à l'épilepsie. Deux frère et sœur bien portants.

La malade a été dès son enfance d'une constitution très faible. Réglée pour la première fois entre 13 et 14 ans, ses règles ont disparu peu après pendant près de deux [ans. Son ventre était fréquemment ballonné et douloureux. Il y a huit ans, elle a reçu un coup dans l'aine du côté droit et un an après elle entrait à la Pitié dans le service de de M. Cornil pour de violentes douleurs au même endroit. Peu de temps après elle allait se faire soigner à Cochin pour un érythème des deux jambes.

Actuellement elle se plaint d'avoir, la nuit, des cauchemars fréquents, elle se réveille souvent couverte de sueur ; elle avoue que son caractère est difficile, très emporté, elle rit facilement, et elle a souvent des crises de larmes. Elle se plaint d'éprouver quelquefois une sensation de constriction au niveau du cou et elle décrit le phénomène de la boule hystérique.

Son affection aurait débuté il y a une quinzaine de jours, par une diarrhée qui dure encore, de fortes douleurs d'estomac, une céphalalgie intense, par des frissons, par des courbatures. Il y a cinq ou six jours que la dyspnée a débuté.

A l'examen, on trouve le facies vultueux et coloré, le ventre ballonné et douloureux. Mais on est aussitôt frappé par l'état d'anhélation dans lequel se trouve la malade ; ses mouvements respiratoires atteignent le chiffre de 35 ou 40 degrés par minute, ils augmentent encore de nombre dès que la malade essaye de faire quelques mouvements. Malgré cette dyspnée il n'y a aucun signe d'asphyxie, le facies est rouge et un peu vultueux, mais il n'y a pas de cyanose des lèvres ni des extrémités.

Le poumon et le cœur auscultés avec le plus grand soin ne sont le siège d'aucun phénomène morbide. Les urines ne contiennent pas d'albumine. Température soir, 39 degrés.

Devant cette dyspnée inexplicable et à cause des antécédents et des commémoratifs rapportés plus haut, on songe à l'hystérie et on en recherche les stigmates. Pas de contractures, ni de paralysies, pas de zones bien nettes du côté gauche.

Les jours suivants les phénomènes fébriles et respiratoires ont continué sans modification. C'est le soir que la dyspnée est surtout intense; la malade assise sur son lit parle d'une voix entrecoupée.

Les phénomènes gastriques du début n'ont pas tardé à disparaître, la malade prend avec plaisir du lait et des potages; elle conserve toute son intelligence, et malgré une fièvre de trois semaines, l'état général est bon, la malade ne maigrit pas.

Le 29 octobre, la dyspnée a cessé brusquement et l'on constate en même temps une défervescence brusque. Deux jours après la malade sort, elle ne semble pas avoir été malade.

Toutes ces températures ont été prises par l'interne ou les externes du service, chaque fois avec plusieurs thermomètres et en vérifiant chaque fois la température axillaire par la température vaginale.

OBSERVATION XIV

MOYROUD.— *Loire Médicale*, 15 avril 1896

R... Adèle, 25 ans, domestique (salle Sainte-Mathilde, n° 15). Rien de saillant dans les antécédents héréditaires. Réglée à 15 ans, normalement; leucorrhée.

Premier séjour à l'hôpital en 1894 pour dilatation d'estomac; la même année, apparaissent les premières crises d'hystérie; en 1895, à la suite d'une émotion, la malade fut atteinte de chorée, dont elle fut guérie par l'antipyrine, après 15 jours de traitement dans le service de M. Bondet, à Lyon. Elle rentre à l'Hôtel-Dieu le 27 janvier 1896; la chorée a récidivé 8 jours auparavant, à la suite d'une frayeur. Les mouvements sont très arythmiques, désordonnés, de grande amplitude; la marche est possible, mais la malade, projetée avec force en divers sens semble devoir tomber à chaque pas. L'état digestif est toujours défectueux. Traitement par la liqueur de Fowler, administrée par la bouche et en injections hypodermiques.

Le 3 mars, pas de changement appréciable ; à dater de ce moment, commence une série de crises de sommeil hystérique, avec bientôt apparition de modifications considérables de la température. Voici le détail de ces faits : Le 1er mars, la malade s'endort très tranquillement sans aucun incident. Elle est en résolution, cependant on note un peu de contracture des mâchoires et des paupières ; les yeux sont convulsés en haut et en dehors ; la pupille, un peu dilatée, réagit bien à la lumière. Anesthésie complète ; disparition du réflexe conjonctival, des épingles traversant toute l'épaisseur de la peau ne sont pas senties ; ces piqûres donnent d'une manière inconstante des gouttelettes de sang. La respiration est très calme, peu ample ; le pouls est normal ; réveil le 4 mars : la malade ne se rappelle rien ; elle croit avoir dormi comme d'habitude ; elle urine beaucoup, se plaint de la soif et d'un peu de brisement dans les membres. Les mouvements choréiques ont reparu.

Le 11 mars, la température, qui était restée normale jusque-là, monte brusquement à 40° 3.

Le 13 mars, cette élévation brusque se maintenant toujours, l'interne de service vérifie un thermomètre et le donne à la malade, celle-ci le met elle-même dans l'anus ; à ce moment, les mouvements choréiques sont très affaiblis ; il n'y a pas, dans le lit, de bouillotte, ni de corps quelconque pouvant être une source de chaleur ; l'interne trouve 42° 5. Une demi-heure, après M. Garand, dans les mêmes conditions, trouve 37° 3. La température est prise alors toutes les 3 heures avec le même thermomètre ; on obtient 43 degrés, le thermomètre n'ayant pas de divisions plus élevées.

Le 14 mars, M. Garand, avec un thermomètre marquant 44 degrés, trouve 44° et même plus, car le mercure dépasse la limite de la graduation. Un quart d'heure après, dans l'aisselle, 38° 1.

L'état général ne paraît pas inquiétant ; la peau est moite, non brûlante ; la langue humide, un peu blanche ; le visage est légèrement vultueux, mais ne diffère pas sensiblement de l'état normal chez cette malade. Aucun signe d'agitation ni de stupeur. La malade répond bien aux questions qu'on lui pose et fait elle-même des réflexions sur la fréquence de ces examens thermométriques. Elle se plaint de souffrir un peu partout, surtout de la tête et d'un point de côté gauche ; un examen minutieux éloigne l'idée de toute localisation morbide viscérale.

La température prise toutes les 2 heures est de 43 degrés constamment, sauf à 5 heures du soir, où elle tombe à 37° 2, mais pour remonter immédiatement.

Le 15 mars, toujours même température de 43 degrés, sauf à 10 heures, où M. Garaud trouve 38 degrés. Enfin, dans la soirée, elle tombe brusquement au-dessous de 38 degrés.

Le même jour, à 2 heures de l'après-midi, attaque de sommeil avec contracture en orthotonos ; à 7 heures, l'interne trouve la malade réveillée ; les mouvements choréiques ont disparu. Il prend lui-même la température, qui est de 37° 6 ; pendant ce temps, la malade s'endort à nouveau, en résolution, dans la position prise pour l'examen. Réveil dans la nuit du 16 au 17. La température est restée normale, mais est montée une fois à 38 degrés. La chorée n'a pas reparu. On note des troubles psychiques marqués ; la malade se plaint d'avoir la tête vide ; elle a constamment devant elle, sur ses couvertures, un miroir dans lequel elle se regarde et se trouve jolie ; elle se trompe quand on l'interrroge sur la couleur de son visage, de ses cheveux ; elle a peur d'une femme qu'elle voit au plafond et qui la menace ; rires spasmodiques.

Le 22 au soir, la malade s'endort encore pour se réveiller le 24 ; rien de particulier à signaler.

Actuellement, 4 avril, la malade est dans un état bien meilleur qu'à son entrée. La chorée a disparu, mais on trouve encore, dans quelques-uns des gestes, l'ébauche des grands mouvements arythmiques. La température se maintient normale, sauf quelques élévations isolées à 38, à 40 degrés, même le 21 mars. Les troubles psychiques ont en grande partie cessé. L'état général est satisfaisant, l'appétit toujours un peu diminué. La malade demande à quitter l'hôpital.

OBSERVATION XV

MIERZEJEWSKI.— In Société psychiatrique de Saint-Pétersbourg, mai 1890
(Résumé in Gilles de La Tourette).

Dans une observation de Mierzejewski, la température représentait
le type inverse; c'est-à-dire qu'elle était plus élevée le matin que le soir.
A 4 h. 1/2 du matin, elle était de 38° 5, à 8 heures du matin, de 41° 2;
à 6 heures du soir, elle descendait à 32 degrés pour s'élever, à 11 h. 1/2
du soir, à 35 degrés. Un jour, elle monta à 33 pour retomber à 29° 3.
Le chiffre de 34° 5, noté par Vizioli, se trouve donc singulièrement
abaissé. (Voici l'observation de Vizioli résumée).

Raphaël Vizioli a noté une température de 44° 5 et de 45 degrés,
coexistant avec des attaques de léthargie, ou survenant à la suite de
celles-ci, mais, dit-il, la coexistance de l'apyrexie, et quelquefois aussi
d'une forte hypothermie descendant jusqu'à 34° 5 n'était pas rare.

OBSERVATION XVI

MARIO-FONTANA — (Résumée in Revue neurologique, 1900, page 44).

Longue et intéressante observation d'une jeune femme ayant présenté des symptômes multiples et variés et, en particulier, depuis
six ans, avec des trêves courtes et en petit nombre, une fièvre à type
irrégulier, persistant des jours ou des mois, sans accompagnement de
phénomènes généraux, sans modifications des échanges azotés, pendant lequel la malade augmente quelquefois de poids et dont la cessation ne donne lieu à aucun trouble.

OBSERVATION XVII

CARLOS ILLANES. — Revista medica de Chile, 1899.
(Résumée in Revue neurologique, 1900, p. 44).

Illanes rapporte un cas où la température se maintint plusieurs
jours au-dessus de 42, 43, et qui s'éleva momentanément à 44, 45, 46,

47, deux fois même à 49 degrés. Les prodromes et les symptômes de la maladie faisaient penser à une infection ; différents médecins, sans grande conviction d'ailleurs, donnent les diagnostics de typhus exanthématiques, méningite, fièvre typhoïde. Il est difficile de concevoir la possibilité d'une relation entre une infection, quelle qu'elle soit, et des températures aussi élevées ; c'est l'organisme même de la malade qui est responsable, et le diagnostic d'hystérie est justifié : par les antécédents névropathiques familiaux de la malade, par l'anesthésie de ses conjonctives et de son pharynx, par son tempérament facilement excitable ou dépressible, par son impressionnabilité ; enfin, avec des températures de 42 et 43 degrés, elle avait toute son intelligence et prenait part aux conversations comme si la fièvre n'avait pas existé ; après cette longue période d'hyperthermie (20 juin-31 juillet), elle entra, avec une température normale, franchement en convalescence.

OBSERVATION XVIII

Drumond.— The Brit. Med. Journal, 28 décembre 1888 (in Thèse Crouzet)

Dans une communication à la *Northumberland and Durham Society*, Drumond lit l'observation d'un cas de fièvre hystérique sans pseudo-localisation viscérale. Dans la courbe thermométrique qu'il donne, la plus haute température inscrite est de 42° 2 d'un côté du corps, alors qu'au même moment l'autre côté marquait 36° 8.

Dans la discussion qui suivit cette communication, M. Philippson rappelle le cas où il a observé une température de 47° 2 chez une hystérique. Enfin, Teale a noté 50 degrés centigrades.

OBSERVATION XIX

Lombroso.— Congrès de Rome, 1894 (Résumée in *Revue neurologique*, 15 mai 1894).

On a noté : 1° la persistance de la température élevée (45 degrés) pendant plusieurs jours de suite ; 2° la diminution des résidus fixes (urée et phosphate principalement) et l'inversion complète de la formule des phosphates ; 3° l'inégalité de distribution de la température (bouche, 36° 6 ; aisselle, 45 degrés ; rectum, 38° 7 ; membre supérieur, 35 degrés ; inférieur, 35° 6). L'orateur croit qu'il s'agissait en propre de troubles de distribution de la température, sous l'influence de l'hystérie.

Symptômes. — Dans toutes ces observations, ce qui nous frappe le plus c'est l'élévation thermique irrégulière. Dans la plupart des cas ce n'est pas même le syndrome fébrile tel que nous sommes habitués à le voir chez les vrais fébricitants. Tous ces cas sont trop dissemblables les uns des autres pour pouvoir en tirer une symptomatologie : les courbes thermiques sont très variées et on ne peut en trouver deux se ressemblant. La marche de cette fièvre est très irrégulière : elle est tantôt continue, tantôt rémittente ou intermittente, commence par un type et se continue par un autre. Dans quelques cas elle varie à chaque heure, dans d'autres il y a coexistence de l'hyperthermie et de l'hypothermie. Dans quelques observations la température présente le type inverse : elle est plus élevée le matin que le soir. Quelquefois la température rectale et la température axillaire présentent une différence de plusieurs degrés, et même il y a inégalité de distribution de la chaleur aux deux moitiés du corps. Comme intensité, cette fièvre nous présente aussi des maximas de 44 et jusqu'à 50 degrés, et des minimas de 29 degrés. Le plus souvent cette fièvre survient brusquement, sans prodromes, d'une durée de quelques jours à plusieurs années ; la défervescence est presque toujours rapide, mais sans crise.

Comme phénomènes généraux, rien de constant non plus : nuls dans quelques cas, dans d'autres il y a du malaise, de la courbature, sensation de chaleur, langue saburrale, accélération du pouls. Mais tous ces éléments sont en désaccord avec le degré de température. L'état général des malades est toujours bon : ils continuent de se nourrir comme d'habitude, il n'y a pas d'amaigrissement et dans quelques cas même les malades ont augmenté de poids. Il n'y a pas de convalescence après la chute de la température : les malades guérissent du jour au lendemain. Mais ce qui ne manque pas ce sont les phénomènes nerveux qui apparaissent tôt ou tard et la névrose se manifeste alors le plus souvent par des convulsions, quelquefois par des crises de léthargie.

Diagnostic. — La multiplicité des formes sous lesquelles peut se présenter cette hyperthermie, explique le grand nombre de maladies avec lesquelles elle peut être confondue. Cela dépend des symptômes qui, prenant une importance exagérée, impriment à cette hyperthermie une expression particulière et font ainsi croire qu'on a affaire soit à la bacillose pulmonaire, soit à la fièvre typhoïde, au rhumatisme articulaire aigue, etc. Le diagnostic entre ces affections et l'hyperthermie hystérique est fait dans les chapitres suivants. Nous devons signaler seulement les traits suivants qui sont communs presque à tous les cas. Ce sont : la bizarrerie des élévations thermiques, le désaccord entre l'hyperthermie et l'état général, qui, malgré ces hautes températures de très longue durée, continue à être bon ; les urines abondantes et non fébriles. Leur analyse nous démontre que l'urée, les phosphates, les chlorures, sont plutôt diminués qu'augmentés : donc, pas d'augmentation des échanges nutritives comme dans les fièvres infectieuses.

Cette analyse urinaire est importante aussi au point de vue de la *formule urinaire* de MM. Gilles de la Tourette et Cathelineau, qui, d'après ces auteurs, est pathognomonique de la crise de l'hystérie. Cette formule est : abaissement du taux du résidu fixe, de l'urée, des chlorures, des phosphates avec inversion de la formule de ces derniers. Le rapport entre les phosphates terreux et les phosphates alcalins au lieu d'être, comme à l'état normal, de 1 (phosphates terreux) à 3 (phosphates alcalins), serait de 1 pour 2, 1 pour 1.

M. Bosc, par une série de nouvelles recherches, a complété cette formule par trois nouveaux facteurs :

a) *Diminution très nette du coefficient d'oxydation*, calculé rigoureusement par le dosage de l'azote total ;

b) *Augmentation de l'acide urique* ;

c) *Abaissement très grand du degré de toxicité.*

Pour M. Vizioli *l'hyperthermie hystérique représente l'équivalent thermique de l'état de mal hystérique;* c'est la forme thermique de l'hystérie, comme le délire hystérique en est la forme mentale et les attaques la forme motrice.

Si c'était ainsi, nous devons trouver la *formule urinaire* de MM. Gilles de la Tourette et Cathelineau complétée par M. Bosc dans les cas d'hyperthermie hystérique. En effet, chez quelques malades où on a fait l'analyse urinaire, nous retrouvons, du moins en partie, cette formule. Dans une observation de Santazelo Spolo, résumée dans l'ouvrage de M. Gilles de la Tourette, l'analyse urinaire a donné les résultats suivants :

« État de mal, à savoir les jours où il n'y eut pas d'attaques convulsives et où la température resta normale. »

Poids spécifique	1,028
Volume	1050
Résidu fixe.	42,50
Urée.	20,50
Acides phosphoriques terreux	0,50
Acides phosphoriques alcalins. . . .	1,50
Rapport	1 : 3

« État de mal, à savoir les cinq jours pendant lesquels il

y eut le plus grand nombre d'attaques convulsives. »

Poids spécifique 1,012
Volume 1750
Résidu fixe. 32,60
Urée. 13,07
Acides phosphoriques terreux. . . . 0,65
Acides phosphoriques alcalins. . . . 0,78
Rapport . . . . 70 : 100

« État de mal, à savoir les jours où la température fut la plus élevée. »

Poids spécifique 1,008
Volume 2000
Résidu fixe. 36,80
Urée. 12,10
Acides phosphoriques terreux. . . . 0,60
Acides phosphoriques alcalins. . . . 0,95
Rapport . . . . 70 : 100

« C'est la formule chimique de l'attaque dans toute sa pureté, chute du résidu fixe, de l'urée, des phosphates, avec inversion de la formule de ces derniers. »

Chez la malade de M. Crouzet (observation VI), l'analyse de l'urine du 30 mars (ce jour-là la température était de 39°,4 le matin et 39°,8 le soir) a donné :

Volume 1050
Réaction . . . . acide
Densité. 1,018
Résidu fixe. 30,20
Urée. 16,30
Acide phosphorique total 1,40
Acide phosphorique terreux. 0,50
Acide phosphorique alcalin 0,90
Rapport . . . . 1 : 2

Nous trouvons encore ici une diminution du résidu fixe.

de l'urée et de l'acide phosphorique, avec inversion de la formule des phosphates.

Les analyses urinaires de la malade de M. Cazin (observation VIII) ont donné ces résultats :

15 septembre : T. 41o,4.

Urines pâles de densité 1,006
Volume . . . . 1610 cc
Urée . . . . 5 gr. par litre, 8,05 gr. en 24 heures
Chlore . . . . . . 2,23 — 5,20 —
Acide phosphorique. 0,60 — 0,96 —

21 octobre : T. 39o,8 ; P. 84.

Analyse urinaire :

Volume . . . . 1716 cc
Densité 1,008
Urée . . . . 6,9 gr. par litre, 11,31 gr. en 24 heures
Acide urique et composé xanto-
  proteiques . . . . . . 0,15 — 0,25 —
Chlore . . . . 1,668 — 2,862 —
Acide phosphorique. 0,46 — 0,70 —

Dans l'observation de Hanot et Boix (observation XXXIII), la formule de l'inversion des phosphates a été trouvée, mais l'examen des urines avait été fait quand la température avait descendu à la normale.

Dans l'observation de Lombroso il est noté : diminution des résidus fixes (urée et phosphates principalement) et l'inversion complète de la formule des phosphates.

Chez la malade que nous avons observée (observation III), les examens des urines de la période fébrile nous démontrent que l'urée, les chlorures et l'acide phosphorique sont diminués, mais le rapport entre les phosphates terreux et les phosphates alcalins est, comme à l'état normal, de 1 à 3.

De ces analyses urinaires nous pouvons tirer cette conclusion : *Diminution du résidu fixe, de l'urée, des chlorures, des phosphates, avec ou sans inversion de la formule de ces derniers.*

Dans quelques cas le diagnostic est à discuter entre l'hystérie et l'épilepsie. Nous exposons ici ce diagnostic comme il a été tracé par notre maître M. Vires, dans son dernier livre sur les maladies nerveuses :

a) *Pendant l'attaque*

ÉPILEPSIE	HYSTÉRIE
1. *Auras et prodromes* constants et multiples : troubles gastro-intestinaux, langue sale, saburrale, constipation.	1. Prodromes rares, moins constants, quelques modifications du caractère.
2. *Cri initial*, horrible, perçant, lugubre, unique.	2. Série de cris plaintifs, bizarres, gémissements, pleurs, rires.
3. *Chute immédiate* et perte de connaissance, blessures fréquentes.	3. Chute non immédiate, perte de connaissance incomplète, pas de blessures.
4. *Pupilles* mydriatiques d'abord, myosotiques ensuite.	4. Pas de modifications pupillaires.
5. *Visage hideux*, congestionné, tuméfié, violacé, toujours livide; bave écumeuse, constante ; les yeux dirigés en haut, convulsés.	5. Pas d'altération de la face : salive écumeuse très rare.
6. *Succession des convulsions toniques* (asphyxie), puis *cloniques* (mouvements saccadés et violents), doigts rétractés, fléchis sur le pouce.	6. Tonisme moins marqué, pas de fléchissement du pouce; surtout mouvements bizarres singuliers; attitudes passionnelles; opisthotanos.

7. Pouls petit, filiforme, Hypotension artérielle.

8. Terminaison par le stertor, le coma; perte du souvenir au réveil; température abaissée. Collapssus des facultés intellectuelles à la longue et altération de l'état physique.

7. Pouls variable.

8. Terminaison souvent longue, par phénomènes délirants, crises de pleurs; souvenir conservé, température normale. Pas d'altération du physique et du moral à la longue.

b) *En dehors de l'attaque*

ÉPILEPSIE

1. *La température rectale* plus élevée les jours prœparoxystiques.

2. *Les urines prœparoxystiques* sont plus toxiques que les *postparoxystiques*. Elles sont toujours *hypotoxiques* et très convulsivantes (250 à 300 cent. cubes par kilogr. du poids de lapin).

3. *Les échanges sont augmentés;* il y a plus d'urée, plus de phosphates; le rapport des alcalins aux terreux y est comme 5 à 10, alors que normalement il est comme 3 est à 1; quelquefois albuminerie, peptonurie.

HYSTÉRIE

1. Pas de modifications thermiques.

2. Les urines prœparoxystiques ne se différencient pas des postparoxystiques comme toxicité. Toujours hypotoxiques, elles le sont moins que chez l'épileptique et moins convulsivantes.

3. Les échanges sont diminués; les phosphates y sont normaux, ils sont simplement inversés comme 1 est à 3, au lieu de 3 est à 1.

4. *Les humeurs sont modifiées :* l'acide chlorydrique du suc gastrique est en excès, le sérum sanguin est hypotoxique (Mairet et Vires), la sueur est hypotoxique (Mairet et Ardin-Delteil):

5. *Stigmates épileptiques. Hypotoxicité des urines* (Mairet et Vires). Pas d'altération de la mobilité et de la sensibilité en dehors des crises. Stigmates de dégénérescence (microcéphalie, idiotie, hémiatrophie, sclérose cérébrale), développement physique et intellectuel retardé, hérédité spéciale. Prédispositions infectieuses, toxiques. Crises de fureur, de délire.

4. Les humeurs sont normales.

5. Stigmates hystériques. Anesthésies (cutanées et muqueuses), analgésie, hyperesthésies. Présence de zones hystérogènes : mammaire, ovarique, testiculaire, etc. Troubles sensoriels : rétrécissement concentrique du champ visuel pour les objets et les couleurs, avec inversion de ces derniers, diplopie ou polyopie monoculaire, macropsie ou micropie. Perversion du neurone moteur : paralysies, complètes ou incomplètes, hémilatérales ou monoplégiques, astasie-abasie, contractures, tremblements, etc.

B

Hyperthermie hystérique simulant une affection viscérale.

Hyperthermie, Hystérique simulant la méningite tuberculeuse.

Le méningisme créé par Dupré pour désigner « *l'ensemble des symptômes éveillés par la souffrance des zones méningo-corticales et indépendants de toute altération organique* », a fini par désigner toute affection reproduisant assez exactement le tableau de la vraie méningite avec ces deux particularités : absence de fièvre, terminaison par guérison. Or dans les cas suivants, comme les malades avaient présenté de la fièvre, la ressemblance est encore plus grande.

OBSERVATION XX

Macé. — Thèse de Paris, 1888.

La nommée Ay.... Louise, infirmière, âgée de 21 ans, entre le 21 septembre 1885, salle Lorain, lit n° 6, dans le service de M. le docteur Lancereaux, à l'hôpital de la Pitié.

Rien chez les ascendants. Un de ses frères a une maladie de cœur.

A l'âge de 7 ans, elle a commencé à avoir des attaques convulsives (?), qui ont cessé complètement à 10 ans, époque de l'établissement des règles.

Il y a trois ans, elle est rentrée dans le service de Vulpian pour des accidents choréiformes s'accompagnant d'une photophobie qui l'a forcée à porter longtemps des lunettes bleues.

Dans ces dernières années, à plusieurs reprises, aphonie nerveuse complète, survenant et disparaissant brusquement.

Dans les quelques jours qui ont précédé son admission comme malade dans la salle, elle a souffert de malaise, perte d'appétit, agitation nocturne.

Le matin, quand nous la voyons, nous constatons un état fébrile très marqué avec symptômes généraux d'apparence grave. T, 39° 5. Peau chaude, moite. Pouls régulier, mais petit et très rapide.

La malade a le visage turgescent, congestionné, les yeux fermés, elle ne peut ouvrir les paupières à cause d'une photophobie intense. Sa tête est renversée en arrière par le fait d'une contracture des muscles de la nuque. Céphalalgie violente. Insomnie traversée par des cris. La malade manifeste de l'agitation et pousse des gémissements si l'on fait du bruit autour d'elle ou si l'on dirige un rayon de lumière sur son visage. Le ventre est rétracté. Constipation absolue; on constate une raie méningitique très nette. Degré accentué d'hyperesthésie généralisée. Réflexes rotuliens peu modifiés.

L'examen clinique des autres organes est purement négatif.

Rien au cœur, rien aux poumons, rien dans l'urine.

Les membres inférieurs et les côtes présentent des marques non équivoques de rachitisme.

En présence de ces symptômes, on porte le diagnostic de méningite tuberculeuse. Sangsues aux apophyses mastoïdes. Administration du calomel à doses réfractées.

Le lendemain et les jours suivants, l'état général de la malade reste à peu près le même. Elle est abattue, prostrée; les sourcils froncés; le visage hostile. Elle garde toujours la même hyperesthésie sensorielle et une vive céphalalgie, ce qui la fait porter continuellement les deux mains à sa tête.

La température oscille entre 38° 4 et 39° 5, maximum qu'elle n'a jamais dépassé. Le pouls reste très fréquent à 100 ou 110.

Pupilles contractées mais égales.

Pas de paralysie oculaire.

A cinq ou six reprises différentes, vomissements bilieux, verdâtres, se produisant sans effort, de quantité moyenne, ayant toute l'apparence de vomissements d'origine encéphalique.

La respiration n'est pas troublée un seul instant et le rythme n'en est pas modifié.

Le pronostic porté reste des plus graves. Le diagnostic de méningite tuberculeuse semble absolument confirmé. On continue la médication par le calomel.

Six jours après le début des accidents, nous trouvons, un matin, la malade dormant paisiblement d'un sommeil naturel. Quand on la réveille, elle garde les yeux demi-ouverts ; elle ne paraît plus se plaindre de la tête. La température est à 38 degrés. — La nuque est encore raide.

L'idée d'accidents hystériques vient alors pour la première fois à l'esprit. Nous trouvons une hémianesthésie sensitivo-sensorielle complète de tout le côté droit, de l'anesthésie pharyngée, un rétrécissement manifeste du champ visuel à droite.

Les jours suivants, l'amélioration s'accentue, la fièvre disparaît avec les autres symptômes, la malade reprend de la gaîté et de l'appétit, mais quand elle veut se lever, elle s'affaisse sur le parquet.

Les phénomènes pseudo-méningitiques ont fait place à une paraplégie qui disparaît elle-même au bout de quelques jours.

12 octobre. — La malade quitte son lit complètement guérie et reprend quelques jours après son service d'infirmière.

Nous avons pu l'observer depuis et sa santé est restée parfaite jusqu'au milieu de janvier. — A cette époque, sans cause occasionnelle appréciable, elle fut prise à nouveau du même ensemble de phénomènes morbides que nous avons déjà décrit.

L'apparition des accidents fut précédée, comme la première fois, d'une courte période de malaise mal défini.

Le 18 janvier, elle prit de nouveau le lit avec une fièvre vive et tout l'appareil des symptômes d'une méningite tuberculeuse. Instruit par une première expérience, on porta cette fois le diagnostic de fièvre hystérique avec phénomènes nerveux pseudo-méningitiques et l'on se contenta de purger la malade. Le 1er février, elle quitta le service en parfait état de santé.

OBSERVATION XXI

CHAUVEAUX. — Thèse de Paris, 1888.

Canet, Charles, 24 ans, journalier, est apporté dans l'après-midi à l'Hôtel-Dieu, sur un brancard, le 10 décembre 1887. Voici quel état il présente à ce moment :

La température est de 39° 6. La peau est sèche et brûlante, le pouls précipité, fort vibrant. Il est étendu sur le dos, le corps légèrement arqué en arrière, la nuque convulsée, la tête enfoncée dans l'oreiller. La main droite est porté au devant du cou et le malade semble vouloir se débarrasser d'un lien qui l'étrangle. Il avale sa salive avec difficulté et présente quelques mouvements de mâchonnement, ses membres sont raides sans contracture véritable. Quand on essaie de les soulever, ils s'agitent de soubresauts brusques semblables à des secousses électriques. Le malade ne répond à aucune question.

Quand on lui ordonne d'ouvrir les yeux, il fait un effort pour lever les paupières. Mais elles restent closes par l'effet d'un spasme invincible.

La langue est rose et humide ; rien dans la gorge.

On ne note qu'une constipation opiniâtre. L'examen clinique des différents organes est négatif.

Le lendemain de son entrée, c'est-à-dire le 11 décembre, cet état persiste et la température qui était de 38° 5 le matin monte à 40° 4 le soir.

Enfin à partir du 12 où il y a une chute brusque à 38° la température descend progressivement jusqu'au 15, où elle est normale. Il faut cependant remarquer que cette descente s'est faite sans rémission, c'est-à-dire que pour chaque jour il n'y a pas eu d'exacerbation vespérale. C'est ainsi que le 12, la température du matin est de 37° 8, le soir de 37°.

Ce n'est qu'à partir de ce moment que nous avons pu avoir des renseignements sur lui.

Son père, alcoolique, est mort tuberculeux à 46 ans. Son aïeul maternel avait aussi des habitudes d'intempérance. Du côté de sa mère il n'y avait rien de particulier à noter.

Son enfance s'est passée dans un état de santé satisfaisant. Il commence à travailler à partir de l'âge de 15 ans. D'abord garçon d'écurie, il devient homme de peine, puis teinturier, maçon, raffineur, il essaie en un mot un peu de tous les métiers.

Ce fut à Amiens, en mai 1883, qu'il éprouva pour la première fois des accidents semblables à ceux que nous avons vu se produire.

Pendant 4 ou 5 jours, il eut des étourdissements ; puis des douleurs épigastriques ; de la fièvre avec des céphalées violentes ; enfin il perdit connaissance pendant 4 ou 5 heures, après il eut des convulsions.

Une seconde fois il présenta des phénomène analogues qui au lieu d'être suivis de convulsions furent suivis d'anesthésie sensitive totale. Lorsque nous l'avons observé, c'était donc la troisième fois que ces accès se produisaient chez lui. Quand il est entré à l'Hôpital, il venait de subir une série de crises convulsives.

On retrouve chez lui tous les stigmates de l'hystérie : diminution du champ visuel ; constriction pharyngienne ; abolition du réflexe épiglotique ; anesthésie généralisée sauf en certains points ; points douloureux ; caractère inégal, rire ou larmes sans cause.

Cette fièvre a donc duré quatre jours ; au bout de ce temps la température est revenue à la normale et tous les accidents ont disparu.

OBSERVATION XXII.

De Brun. — in Th. Chantemesse.

La nommée Reugassen, âgée de 23 ans, domestique, entre le 28 février 1883 à la Pitié, service de M. Lasègue.

Son père et sa mère sont morts de tuberculose pulmonaire. Elle-même s'est toujours enrhumée très facilement. Elle est en plus très nerveuse et présente un caractère très mobile. Il y a 8 ans, elle a été pendant trois mois à l'hôpital de Linzt (Autriche), mais elle ne peut nous donner aucun détail sur la maladie qui l'y a fait entrer. Depuis, elle a toujours toussé. En 1879, angine diphthérique. En 1880, la malade prend froid dans un voyage en Russie : commencement de congélation.

perte de connaissance ; aggravation de la toux ; point de côté gauche. En même temps vomissements de sang (?). En 1881, (février) nouveaux vomissements de sang à trois reprises différentes pendant un voyage en Suisse. En septembre, fièvre typhoïde à Strasbourg. Pendant la convalescence de la fièvre typhoïde, contracture du pied gauche. Cette malade prétend encore qu'elle a des extinctions de voix tous les hivers et se dit mal réglée.

Au mois de janvier 1883, point de côté gauche, toux fréquente, aphonie, céphalalgie, anorexie. Elle entre à Lariboisière ; bientôt après elle est assez améliorée pour aller au Vésinet d'où elle revient dans notre service.

Nous constatons alors : Toux fréquente, crachats peu abondants, légèrement opaques, quelques-uns striés de sang. Vive douleur épigastrique considérablement augmentée par la pression. Pouls normal. Température normale. L'auscultation fait constater un peu de rudesse respiratoire au niveau de la fosse sous-clavière gauche. Rien de bien caractéristique.

Pendant les jours qui suivirent son entrée, la malade se plaignit surtout de sa douleur épigastrique. Rien ne put la soulager. La moindre pression, le moindre attouchement étaient absolument intolérables.

8 Mars. Vomissements alimentaires se produisant avec effort. A partir de ce jour, la malade ne peut rien garder ; la moindre ingestion d'aliments est suivie immédiatement d'un vomissement. Glace, potion de Rivière, eau de selz, vésicatoire à l'épigastre, bromure de potassium ; rien ne peut arrêter ces vomissements.

11 Mars. Etat syncopal subit depuis plus d'une demi-heure caractérisé par pâleur, faiblesse extrême du pouls, insensibilité, cornage.

12, 13 mars. Même état. Les vomissements sont encore plus fréquents, s'accompagnant d'efforts violents qui laisse la malade absolument anéantie. Temp. : matin 38°, soir 39° 4.

13 Mars. Les pupilles sont contractées. La face est très pâle. Une céphalalgie atroce défend à la malade tout mouvement et lui arrache par instants des cris violents. Insomnie absolue. Contracture en extension des membres inférieurs. Temp. : matin 27° 5 soir, 38°.

16 Mars. La céphalalgie a encore augmenté de violence ; la malade pousse de véritables cris hydren-céphaliques. Les pupilles sont très

resserrées. Ptosis volontaire pour éviter la lumière. Hyperesthésie générale. Vomissement incoercibles. Délire. Temp. 39° 2.

17 mars. On constate une légère amélioration du côté de la céphalalgie ; la malade pousse encore quelques cris, mais moins fréquents ; elle a un peu de sommeil. Les vomissements persistent.

18 mars. La malade est calme malgré une céphalalgie encore violente. A 8 h. du soir, délire intense jusqu'à minuit.

19 Mars. La malade présente un léger délire qui cesse vers midi. Du reste, amélioration considérable

20 Mars. L'amélioration continue.

21 Mars. La céphalalgie a augmenté un peu. Les vomissements n'ont pas cessé.

22 Mars. Mieux notable.

Puis l'amélioration arrive franche et rapide. Les vomissements cessent et la malade sort de l'hôpital complètement guérie, dans le courant d'avril.

OBSERVATION XXIII

FABRE. — Thèse de Paris, 1888.

La nommée C... X..., infirmière, âgée de 22 ans, entrée le 22 mars 1887, salle Valleix, service de M. Brouardel.

Père mort à la suite d'un accident et mère morte à la suite d'un chaud et froid. Deux sœurs bien portantes.

Réglée à 11 ans et toujours bien réglée depuis. Jamais de grossesses ni de fausses couches. Pas de fièvres éruptives, aucune trace, ni aucun commémoratif de syphilis.

A 16 ans, elle a souffert pendant quelques mois de violentes douleurs d'estomac. Elle vomissait presque continuellement et ne pouvait tolérer aucun aliment. Ces vomissements résistèrent à la potion de Rivière et à la glace ; la cocaïne les aurait fait disparaître.

L'année dernière elle est entrée dans le service de M. Verneuil pour un abcès ganglionnaire du cou, qui a guéri rapidement à la suite d'une injection d'éther iodoformé.

Elle ajoute qu'elle a éprouvé de violentes palpitations et de la dysp.

née quand elle monte les escaliers ou qu'elle fait quelque violent exercice ; elle se plaint aussi de souffrir souvent de fortes douleurs de tête durant le jour. Elle a le dégout de la viande, préfère les légumes crus et en général les mets acides. Elle n'aurait jamais eu d'accidents hystériques bien caractérisés.

Les jours précédents, elle n'a remarqué aucune aggravation à son état, mais elle entre pour ces troubles divers qui l'inquiètent.

Le 12 mars, la malade a un facies légèrement coloré et vultueux. La langue est blanche et saburrale. Pas de douleurs dans le ventre, ni dans les membres, rien à la gorge, rien dans les poumons. Léger souffle anémique à la base. Leucorrhée peu abondante, col légèrement ramolli (métrite du col). Utérus petit, mais douloureux à la pression.

La malade se plaint de céphalalgie, de courbature, d'insomnies et de rêvasseries. Elle est constipée.

On diagnostique un embarras gastrique et un purgatif est administré.

Température normale.

Le 15 mars. — L'état, loin de s'améliorer les jours précédents, n'a fait que s'aggraver, la malade se plaint de céphalée intense. Elle refuse toute nourriture. Elle a de fréquents vomissements. T. m., 38° 2; s., 38° 6.

Le 18. — La céphalée ne laisse plus aucun répit à la malade, qui pousse des cris continuels. Les vomissements continuent. La prostration est complète, la malade répond à peine aux questions. La langue est sèche, la constipation continue, le ventre n'est pas douloureux. On réserve le diagnostic à cause de la réunion de phénomènes insolites : céphalée, vomissements, état typhoïde, fièvre.

Lavement matin et soir, lait et bouillon. T. m. 39°4; t. s., 40 degrés.

Le 22. — Même état. La céphalée et les vomissements continuent. L'état typhoïde s'est encore agravé. La peau est sèche et brûlante. Pas de taches rosées, ni d'éruption d'aucune sorte.

Les boissons glacées n'ayant produit aucun effet sur les vomissements, on donne du champagne frappé qui est toléré, et contre l'hyperthermie, on commence l'usage des bains froids. T. m. 40 degrés ; T. s., 40° 4.

Après le bain froid, la température s'est abaissée d'un degré.

Le 29. — L'état général est le même, la température reste au-dessus de 40 degrés. La malade est dans le décubitus dorsal complètement immobile, état de stupeur marqué, pas de délire, pas de carphologie. Chose remarquable : ni le visage, ni le corps ne sont amaigris et, à ce point de vue, la malade est dans le même état qu'au moment de son entrée. L'état des organes est normal comme le premier jour.

En ce moment, la discordance entre la température, qui dépasse 41 degrés, et le pouls qui reste à 78, l'état presque comateux de la malade, la céphalée continue et intense, les vomissements incoercibles, tous symptômes qui évoquent l'idée d'une affection cérébrale ; on affirme l'existence d'une méningite et l'on porte un diagnostic des plus graves.

Le 30. — Même état sub-comateux. La température oscille entre 40 et 41 degrés. Le pouls, cependant, remonte à 90 et, pour la première fois, les vomissements cessent. On continue le traitement, champagne glacé, bains froids.

1er avril. — La malade a eu une syncope de 20 minutes à la suite d'un lavement. T. m. 40° 6, s., 41 degrés. Pouls 84.

Le 2. — Nouvelle syncope de 10 minutes après un lavement. Les vomissements ont recommencé pendant la nuit. T. m. 40° 4 ; température soir, 41 degrés. Pouls 90.

Le 6. — La température commence à s'abaisser ; la céphalalgie diminue un peu. Malgré les températures précédentes, les vomissements presque interrompus et l'absence presque totale d'alimentation, on constate avec étonnement que la malade n'a pas maigri ; le faciès est presque le même qu'à l'arrivée de la malade. Pas de crise urinaire.

Du 6 au 15 avril, la température baisse et tend à rester à 39 degrés, mais le 15, le 16 et le 17, on note une nouvelle ascension au-dessus de 40 degrés ; cette ascension n'est pas suivie d'augmentation de phénomènes généraux et fonctionnels.

Ajoutons que les températures ont été prises deux et trois fois avec des thermomètres différents par l'interne et les externes du service. La température vaginale a été prise par comparaison avec celle de l'aisselle.

OBSERVATION XXIV

Paul DALCHÉ. — (in *Gazette Médicale de Paris*, 17 janvier 1885.)

La nommée Deh..., âgée de 23 ans, domestique, entre le 21 novembre 1884, salle Sainte-Anne, n° 18, dans le service de M. Empis, à l'Hôtel-Dieu.

Antécédents héréditaires. — Mère très nerveuse.

Antécédents personnels. — Cette jeune femme n'a jamais fait de maladie sérieuse. Réglée pour la première fois à l'âge de 12 ans, elle a toujours perdu abondamment pendant ses périodes menstruelles.

Depuis trois mois environ, elle se sentait mal à l'aise, sans appétit, en proie à une lassitude générale; trois semaines avant son entrée à l'Hôtel-Dieu, elle a craché du sang.

Il y a trois jours, elle a été subitement prise d'un point de côté violent avec mal à la tête, quelques frissons et de la diarrhée.

Le 20 novembre. — Elle délire toute la journée et vomit une fois pendant la nuit.

Le 21 novembre. — La malade entre à l'Hôtel-Dieu. Sa physionomie est profondément abattue. Elle se plaint d'une céphalalgie intense et de vertiges continuels, à tel point que la station debout est impossible. Les pupilles sont moyennement dilatées et elle accuse très nettement de la diplopie. Bourdonnements d'oreilles. Langue saburrale.

Le point de côté est toujours aussi douloureux, et cependant l'auscultation ne dénote rien d'anormal; mais le phénomène dominant de l'appareil respiratoire est une toux presque incessante : toutes les quinze ou vingt secondes, la malade fait entendre une petite toux sèche, sans expectoration et, de temps à autre, sa poitrine est soulevée par des mouvements spasmodiques ressemblant à du hoquet ou à des nausées. Pas de vomissements depuis hier.

La pression réveille de la douleur tout le long de la colonne vertébrale, surtout à la nuque, dans la région splénique, dans la région ovarienne gauche, et de l'hyperesthésie des cuisses.

Pas de raie méningitique.

Au cœur, souffle anémique à la base ; les muqueuses conjonctivales et labiales sont décolorées ; le visage est pâle.

T. s., 38° 2. Le pouls est un peu fréquent.

22 novembre. — La malade a passé la nuit sans sommeil et son état est le même. Interrogée, elle répond qu'elle n'a jamais eu d'attaques d'hystérie, mais qu'elle est d'un tempérament très nerveux et que, fréquemment, elle est étouffée par une boule qui lui remonte à la gorge.

On lui donne : musc, 0.02 ; belladone, 0.01. Trois pilules semblables par jour. T. m, 38° 2 ; t. s., 38° 8.

23 novembre. — La toux a cessé. T. m. 37° 2 ; t. s., 38° 6.

27 novembre. — Depuis son entrée, la malade a été constipée.

Aujourd'hui, elle a de la diarrhée. La température s'est toujours maintenue entre 37° 4 le matin et 38° 2 le soir.

30 novembre. — La malade a ses règles en avance de huit jours. Elle va mieux, mais ne peut se lever. Encore de la céphalalgie, des vertiges, de la diplopie, mais beaucoup moins de bourdonnements d'oreilles. La sensibilité à la pression de la colonne vertébrale, de la région splénique, de la cuisse n'existe plus.

6 décembre. — La diplopie disparait.

7 décembre. — La température s'élève brusquement, et cette recrudescence de la fièvre coïncide avec une angine assez douloureuse, marquée par de la rougeur de tout le fond de la gorge.

Le 10 décembre. — Quelques vésicules d'herpès apparaissent sur le pilier droit du voile du palais.

Le 12 décembre. — Il n'y a plus de fièvre et, le 20, la malade sort absolument guérie.

OBSERVATION XXV

RAYNAUD. — (in *Loire Médicale*, 15 mars 1886).

Le 5 décembre 1885, au matin, nous fûmes appelés chez un fabricant pour voir une jeune ouvrière à qui nous avions déjà donné des soins, il y a deux ans environ, pour des pertes utérines considérables survenues au moment de l'établissement des règles.

Cette jeune fille, âgée de 15 ans, avait eu, jusqu'à l'époque où ses règles s'établirent, une assez bonne santé. Les hémorragies survenues à cette occasion, lui avaient laissé un certain degré d'anémie, sans toutefois provoquer de phénomènes nerveux pouvant faire soupçonner l'hystérie.

Le père serait mort d'un transport au cerveau, et la mère est bien nettement névropathique. Au moment même où ces troubles nerveux se montraient chez la jeune fille, nous donnions des soins à la pauvre mère pour une affection simulant l'angine de poitrine et que nous rattachions à une origine purement nerveuse. La guérison spontanée de ces troubles angineux survenue à la suite de l'émotion produite par la maladie de la jeune fille, confirma ce diagnostic.

Dans la nuit qui aurait précédé, des cris d'alarme poussés par des voisins auraient effrayé la jeune fille. Toutefois, rien dans sa santé ne faisait prévoir une attaque aussi brusque, lorsque le matin, en balayant le magasin, elle fut prise de vomissements violents et répétés, d'un délire intense et revêtant le caractère professionnel.

À notre arrivée, nous trouvâmes la jeune fille étendue sur une chaise longue, la face pâle, continuant à vomir et à délirer. La malade reconnaît les personnes qui sont autour d'elle, et le délire est entrecoupé parfois d'accès de colère provoqués par la vue de certaines personnes. La face est parfois le siège de rougeurs subites contrastant avec sa pâleur habituelle.

La journée se passe sans amélioration. Le traitement s'est borné à l'administration de quelques gouttes de laudanum.

6 décembre. — L'insomnie a été absolue. Le délire continue avec son caractère professionnel.

On note encore des vomissements. La malade se plaint d'une vive céphalalgie, surtout localisée à la région frontale gauche.

La fièvre ne paraît pas élevée.

7 décembre. — Le pouls est à 105, la température axillaire à 38° 3. Le délire continue, un peu plus tranquille. Dans son délire, la malade se croit à son travail. Le ventre est rétracté, la constipation est absolue.

Pas de raideur dans la nuque, les pupilles sont dilatées, mais égales. Pas de signes de tuberculose dans l'abdomen, ni dans la poitrine. L'anémie seulement est profonde. Légère tendance à la contracture dans le bras gauche. Douleurs le long des membres inférieurs. On note toujours des changements de coloration de la face, passant de sa pâleur habituelle à une rougeur subite. La tache méningitique est très marquée.

M. le docteur Roussel, appelé en consultation plusieurs jours de suite, nous confirme dans l'idée d'une méningite tuberculeuse, étant donné l'absence de tout signe d'hystérie actuelle ou antérieure et le mouvement fébrile assez accentué qui s'est manifesté aujourd'hui.

Le traitement consiste en lavements purgatif, calomel et applications froides sur le front. Des réserves formelles ont d'ailleurs été faites sur l'issue possible de la maladie et sur l'origine hystérique de ces phénomènes.

8 décembre. — Le pouls est à 105, la température à 37° 9. Le délire est plus tranquille. Plus de vomissements.

9 décembre. — La température est à 37° 8, le pouls à 102. A partir de ce jour, l'état de la malade s'améliore graduellement et il ne reste qu'une lassitude générale et une faiblesse.

11 décembre. — Ce jour-là, la jeune fille se plaint tout d'un coup de violentes douleurs dans les membres, surtout à droite.

La céphalalgie est redevenue très vive. Le délire a réapparu, toujours professionnel. Légère inégalité des pupilles. La pupille droite est plus dilatée.

Tout est bientôt rentré dans l'ordre et, sauf quelques bizarreries de caractère, la malade a repris depuis ses occupations habituelles.

OBSERVATION XXVI

BLUMENOU. — *Vratche.* 31 janvier 1898.

Michel C..., élève à l'école de V..., 12 ans, fût admis à l'hôpital le 1 mars 1886.

Des renseignements qui m'ont été fournis par le docteur Avroroff, j'ai appris qu'aucun antécédent héréditaire particulier n'existait dans la famille de l'enfant. Père, mère, grand-père et les deux grand'mères sont vivants et bien portants ; cinq enfants, dont Michel est l'aîné. Tous les enfants se portent bien, sauf la scrofule chez quelques-uns d'entre eux. Deux enfants sont morts : un bébé d'un an, de la gastro-entérite, l'autre, à l'âge de quelques mois, d'une maladie inconnue.

Michel, lui-même, s'est bien développé pendant son enfance, mais il a eu la scrofule, lui laissant comme conséquence une augmentation de volume des ganglions cervicaux. Vers l'âge de 7 ans, il a été atteint d'une broncho-pneumonie. Jusqu'à l'âge de 7 ans, il a vécu dans le village, après il fut envoyé à l'école, mais il passait les vacances dans le village. Il a bien appris. Son caractère est impressionnable, droit et bon. Comme défauts, il présente : de l'entêtement, de fréquentes contradictions avec lui-même, il est vaniteux et tâche d'attirer l'attention sur lui.

Au mois de décembre 1891, l'enfant prend froid, présente de la fièvre, maux de tête et de la toux ; la toux augmente progressivement, jusqu'au point que le malade tousse toute la journée sans répit. Suivant le conseil du médecin, il quitte l'école et retourne dans son village, mais la toux continue là-bas. Au mois d'avril 1895, on le transporte à Saint-Pétersbourg, chez un spécialiste, qui trouve chez lui un catarrhe naso-laryngéen et institue un traitement qui donne de très bons et très rapides résultats. Au mois de juin, Michel s'en va chez lui presque tout-à-fait guéri, et le reste de son mal disparaît par lui-même pendant l'été.

Au mois de janvier 1896, de retour à la ville après les fêtes de Noël, il prend de nouveau froid, sent un frisson et ensuite mal à la tête. Le lendemain de son arrivée à l'école, il entre à l'hôpital. Le mal de tête augmente progressivement et, avec lui, il se développe une *faiblesse générale*. Au début, il peut encore marcher, mais peu après, la marche devient très pénible : quand il marche, il titube d'un côté à l'autre, comme dans l'ivresse. Aucune douleur à la nuque ni au rachis. Rien dans la bouche. *L'appétit est supprimé complètement* et il a fallu nourrir le malade contre sa volonté. Constipation continuelle. De temps en temps, surtout au début, le malade a des sensations de froid et de chaud, mais il a été démontré, de par les renseignements du médecin, que le thermomètre n'avait jamais monté au-dessus de 37 degrés pendant son séjour à l'hôpital.

Le 31 janvier le malade retourne au village. A cette période, le malade peut se lever et rester assis, mais il sent une grande faiblesse dans les bras et les jambes. La céphalalgie augmente toujours et arrive à telle acuité, que le malade se plaint pendant toute la journée, ne s'apaisant que la nuit, pendant le sommeil. Pendant ce temps, apparaissent, par accès, des fourmillements dans les bras et les jambes et même des douleurs. La conscience est conservée.

À la seconde moitié du mois de février commencent les premières *crises convulsives avec perte de la conscience*. On les observe rarement au début, une ou deux fois dans la semaine, d'une durée de quelques minutes (3-5). Elles surviennent avec ou sans prodromes, ou après une forte céphalalgie. Après quelques profondes respirations, arrive un arrêt assez long (1/2 minute) de la respiration, accompagné de convulsions. Ces dernières étaient faibles et avaient l'air de secousses dans les membres. L'accès finissait par de profondes inspirations, après cela le malade revenait à lui-même et demandait à boire. Le malade ne se rappelait de rien de ce qui c'était passé pendant l'accès. Ni morsure de la langue, ni émission involontaire d'urine ou de matière fécale.

La constipation continue comme avant, l'appétit ne revient pas; l'amaigrissement augmente à vue d'œil. Le malade, à la fin de février, ne peut plus se tenir assis et reste allongé dans son lit. Le 1er mars, on le ramène à Saint-Pétersbourg; après le voyage, il se sent encore plus mal qu'avant : la céphalalgie augmente, l'*acuité visuelle diminue*. La faiblesse générale augmente, dans les bras et les jambes apparaissent souvent des fourmillements; les crises convulsives deviennent plus fréquentes.

Dans cet état, le malade fut admis à l'hôpital Saint-Georges. Le 4 mars 1896, nous le voyons allongé dans son lit, pâle et amaigri. De sa bouche, se dégage une odeur d'acétone, qui est due à l'inanition, le malade refusant de prendre toute nourriture. Il ne prend pas d'aliments solides, « je n'ai pas la force de mastiquer »; il prend un peu de lait; pourtant, il sent une vive soif. Les lèvres et la langue sont sèches, le ventre est ballonné, constipation. Rien du côté de la vessie.

Les bruits du cœur sont normaux. Le pouls est à 90, régulier. Aucun signe morbide du côté des poumons. 36° 8.

Il se plaint de *grands maux dans la partie frontale de la tête*. Cette céphalalgie est continuelle, à paroxysmes, qui font gémir le malade continuellement. Ces pleurs s'accompagnent d'une augmentation de la respiration, de telle sorte que les muscles respirateurs sont toujours contractés et durs au palper. Pas de contractures des muscles de la nuque en particulier ; la pression sur la nuque n'est pas douloureuse. Le palper et la percution de la tête n'augmente pas les douleurs.

Pendant le sommeil, les gémissements cessent et la respiration devient régulière et normale, de 12 à 18 respirations à la minute. Mais si le malade s'éveille dans la nuit, aussitôt il commence à se plaindre.

Il n'y a pas de douleurs dans les extrémités, mais plusieurs fois dans les 24 heures, apparaissent, sous forme d'accès, des fourmillements et des douleurs dans les bras et les jambes, qui passent au bout de 10-15 minutes, surtout si on frotte les membres. Souvent, avec cela, on remarque des phénomènes convulsifs : contracture des doigts et de toute la main.

Grande faiblesse musculaire dans les membres, surtout dans les inférieurs. Dans ces derniers se sont conservés quelques mouvements limités de flexion et d'extension. Il a un peu plus de force dans les bras : il peut fléchir, étendre et soulever le bras ; il ne peut tenir dans ses mains les objets les plus légers qu'avec de grands efforts. Il ne peut pas tenir la tête droite ; à peine s'il peut la tourner quand elle repose sur l'oreiller. Il ne peut se lever ni s'asseoir.

Les réflexes tendineux sont exagérés. Pas de trépidation épileptoïde.

Dans la journée, ordinairement à midi, apparaissent des crises convulsives avec perte de connaissance. J'en parlerai plus loin.

Du côté des *yeux*, on remarque que les paupières sont fermées convulsivement : elles sont contracturées et, pour les soulever, le malade a recours à ses doigts. Photophobie. Pupilles un peu dilatées, égales des deux côtés, avec réflexe à la lumière conservé. Les globes occulaires présentent du *nistogmus*. Pas de paralysies du côté des muscles occulaires ; pas de myopie. *Acuité visuelle très diminuée* : le malade peut à peine lire l'entête des journaux. L'examen du fond de l'œil ne découvre rien d'anormal.

La sensibilité à la douleur et la sensibilité tactile sont conservées partout. En tout cas, un examen minutieux est impossible, vu l'état du malade. Réflexes de la peau conservés (exagérés ?) : vaso-moteurs exagérés.

Rien du côté de l'ouïe. *Intelligence conservée.*

Le lendemain de son entrée à l'hôpital, *la température du corps s'élève tout d'un coup à 39°1*. Le jour après (6 mars), elle a été le matin à 38°9, le soir à 39°5. *Le pouls très faible est à 140 à la minute.* Tous ces deux jours (le soir du 5 et le matin du 6), il y avait des *vomissements*, indépendants, en apparence, d'aucun trouble gastrique. L'examen microscopique du sang démontre une augmentation des globules blancs. Le 7 on pouvait palper la rate. Les vomissements ont cessé, mais les nausées ont continué encore une semaine. Pendant ce temps le malade n'a rien mangé, il n'a pas bu même du lait, et il a maigri et faibli davantage. Les mouvements dans les jambes sont supprimés tout à fait, ceux des bras sont encore plus limités; il ne peut tourner la tête même appuyée sur l'oreiller. Les crises convulsives deviennent plus longues et plus fréquentes.

Rien d'étonnant que, dans cet état, le malade donne l'impression d'un malade atteint d'une affection organique du cerveau, et qu'un médecin d'enfants très expérimenté le voyant pendant ce temps, en pesant tous *pro et contra*, ne diagnostique une méningite tuberculeuse.

Tout ceci a continué les jours suivants, avec cette différence que la température avait commencé à tomber, et le 8 elle descendit à la normale. Par contre, les crises convulsives devenaient plus longues (1/2 heure et même 3/4 d'heure), et, à part elles, apparaissent des petits accès (5 minutes) pendant la nuit, au nombre de 1 à 3.

Le 12 mars, j'ai eu l'occasion d'observer une *crise convulsive* chez le malade, et ce que j'ai vu était pour moi tout à fait inattendu. Cette crise consistait en perte de connaissance et en brusques mouvements automatiques qui n'avaient rien de commun avec ceux de l'épilepsie : c'étaient des brusques flexions et extensions des jambes et des vifs mouvements des bras, qui rappelaient tantôt les mouvements de battre le tambour, tantôt les mouvements de nager. L'accès se terminait par du délire, lié en apparence à des sensations trompeuses (le malade se disputait avec quelque enfant). Ce délire était accompagné des mimiques lui correspondant.

Au commencement et à la fin de l'accès, il y avait du spasme de la glotte.

Ainsi, le caractère hystérique de l'accès ne pouvait pas être mis en doute, et l'idée venait d'elle-même de l'application du sommeil hypnotique dans un but de thérapeutique et de diagnostic. Cette idée a été mise en exécution le 17 mars.

Dans ce but, comme le phénomène prédominant était la céphalalgie, j'ai résolu, avant tout, d'essayer la suggestion sur elle. Inutile de dire que tous les moyens employés ordinairement contre la céphalalgie étaient essayés déjà au début, et qu'ils n'ont donné aucun résultat.

Ainsi, le 17 mars, en présence de quelques médecins et sœurs, j'ai endormi le malade sans aucune résistance, et pour que l'hypnotisation n'apparut pas à l'enfant surnaturelle et miraculeuse, je lui ai donné une cuillerée d'eau avec quelques gouttes de teinture de valariane, en lui disant qu'en prenant ce remède tout de suite il sentira le besoin du sommeil. Ensuite le sommeil était provoqué par le recours de la parole. En l'endormant, j'ai suggéré au malade qu'il s'éveillerait sans mal à la tête. Et, en effet, quand il s'est éveillé, il ne sentait plus son mal de tête : il avait disparu pour toujours, sans devoir jamais revenir. Pendant toute cette journée, le malade a eu envie de dormir et plusieurs fois il s'est endormi; la nuit, il a dormi pendant 12 heures. Il n'avait pas de crise ce jour-là, mais le soir la température a monté de nouveau à 38 degrés et restait élevée le jour suivant. Les jours suivants, les accès ont apparu, mais l'appétit du malade devient meilleure.

Le 26 mars, j'ai provoqué une seconde hypnotisation. Cette fois-ci il lui a été suggéré qu'il guérira bientôt, qu'il pourra se lever, que la vue reviendra, que les accès cesseront. Le sommeil est venu très vite dès qu'il a eu pris l'eau. Pour éveiller l'enfant on a eu plus de difficultés que la première fois. Quand il s'est éveillé, il se sentait très bien, « comme jamais » ; *la vue s'était éclaircie*, et les objets avaient fini de danser devant ses yeux (disparition du nistagmus). Le malade pouvait rester un peu assis dans son lit en s'appuyant sur les oreillers, mais il était encore très faible. *Les accès convulsifs avaient cessé à partir de ce jour.*

Arrivé à ces résultats, j'ai pensé qu'il était inutile d'avoir encore recours à la suggestion par le sommeil hypnotique, et, pour rendre les forces au malade, je me suis adressé à la suralimentation, au massage, à l'électricité, aux frictions aromatiques et les toniques médicamenteux (arsenic et fer). La faiblesse qui, malgré la suggestion, persistait, s'explique par l'inanition pendant une longue durée, l'absence d'exercices, etc. En effet, grâce à ces mesures, l'état du malade s'améliorait très vite, mais les mouvements des bras, des jambes et de la tête restaient presque dans le même état, n'ayant pas de tendance à l'amélioration. Pour cela, un mois après (le 23 avril), j'ai résolu de recourir pour la troisième fois à la thérapeutique psychique.

Cette troisième suggestion a été dirigée spécialement contre la faiblesse musculaire. Son succès a été relatif. Dans les muscles du cou et des membres supérieurs, les forces sont revenues, mais il n'y avait pas d'amélioration dans les jambes. Il ne nous restait qu'à nous armer de patience, et, à l'aide de l'électricité et d'autres moyens, arriver petit à petit au résultat. Au mois de mai, il nous a été possible de sortir le malade à l'air, dans un fauteuil.

Malheureusement, la marche vers la guérison fut interrompue par une nouvelle fièvre infectieuse, que les médecins de la commune ont reconnu être une fièvre typhoïde. Le 13 mai apparaît de l'élévation de la température ; quelques jours après on pouvait palper la rate et un peu plus tard apparaissent les taches rosées lenticulaires. J'ai laissé le malade dans cet état, quittant Saint-Pétersbourg pour les vacances d'été.

Au mois d'août, j'ai reçu une lettre d'un parent de Michel, qui m'apprend que l'enfant, après la guérison de la fièvre typhoïde, fut envoyé dans son pays, à la province de V... Ses mouvements sont revenus très lentement, et longtemps encore il ne pouvait non seulement se tenir debout, mais même se tenir assis sans appui. Plus tard, au commencement du mois d'août, il peut faire tous les mouvements avec les jambes, mais il ne peut pas se tenir debout et ne peut se déplacer qu'à quatre pattes.

Le 13 septembre on m'avertit que le malade marche en s'appuyant sur des béquilles.

Enfin, au commencement de l'année 1897, j'ai eu le plaisir de voir l'enfant tout à fait guéri, toujours à Saint-Pétersbourg, où il a été envoyé pour continuer ses études dans un gymnase. Je n'ai trouvé aucun signe d'hystérie chez lui.

De cette observation, je me permets de donner ces trois conclusions pratiques :

1) Dans les phénomènes qui ont quelque analogie avec la méningite tuberculeuse chez les enfants, il faut toujours penser à l'hystérie ;

2) L'hypnotisme, dans ce cas (comme dans beaucoup d'autres), peut servir comme moyen de diagnostic ;

3) Les cas de guérison de méningite tuberculeuse, chez les sujets hystériques, sont dépourvus de toute preuve.

Symptômes. — L'hystérie simulant la méningite et surtout la méningite tuberculeuse avec élévation de température reproduit dans quelques-uns de ces cas le tableau clinique de la méningite tuberculeuse au complet. La maladie éclate brusquement ou après quelques jours de malaise indéfini ; la température monte à 39 degrés et s'y maintient pendant quelques jours, les oscillations se faisant entre 39 et 40 degrés ; le pouls est ralenti ou accéléré, mais il n'est pas irrégulier. Les malades ont de la céphalalgie intense et les douleurs sont si violentes la nuit que les malades poussent de véritables cris hydrencéphaliques ; ils ont de la photophobie, du myosis, des bourdonnements d'oreilles. La nuque et les membres sont contracturés, l'hyperesthésie est généralisée. L'appétit est supprimé, la langue est saburrale ; les vomissements alimentaires, muqueux ou verdâtres se font sans efforts et se répètent avec ténacité. Il existe le plus souvent de la constipation avec rétraction du ventre. Le délire est doux, professionnel, sans agitations bruyantes. Du coma et du collapsus surviennent chez quelques malades. On trouve la raie méningitique dans quelques cas, mais les paralysies partielles font défaut dans les cas observés jusqu'à présent. Les urines ne sont nullement fébriles. La formule de l'inversion des phosphates n'a jamais été cherché.

La maladie dure habituellement de quelques jours à trois semaines et se termine brusquement : la température, qui la veille était de 40 degrés, s'abaisse à 38 et au-dessous, la céphalalgie et tous les autres symptômes disparaissent et le malade ne souffrant plus est guéri. Le plus souvent cette guérison est suivie par des manifestations hystériques comme l'anesthésie ou l'hémianesthésie, la paraplégie, qui disparaissent plus ou moins rapidement. La plupart des malades ont présenté pour la première fois ce syndrome. Les malades de Macé et Chauveau en ont été atteints à plusieurs reprises à échéances plus ou moins lointaines. Les femmes et les hommes également peuvent présenter cette manifestation de l'hystérie, et dans l'observation de Blamenou c'est un enfant de douze ans.

Diagnostic. — Il est des plus difficiles et tous les auteurs qui l'on observé ont fait la même erreur en la confondant avec la méningite tuberculeuse. Il est encore plus délicat quand il s'agit d'enfants chez qui, en présence de ce tableau, on ne peut pas mettre en doute l'existence d'une méningite tuberculeuse, et M. Boulay se demande « si un certain nombre de cas de méningite tuberculeuse guérie ne rentre pas dans cet ordre de faits ? »

Voyons maintenant sur quoi peut-on se baser pour poser le diagnostic. Les antécédents ne peuvent pas servir de grande chose ; les symptômes sont plutôt pour nous introduire en erreurs, car, comme nous venons de le voir, ils sont les mêmes dans les deux cas ; la marche de la maladie n'est pas la même dans les deux cas, mais ce n'est qu'à la fin de la maladie, après la guérison.

La choroïde étant le siège de tubercules dans la méningite tuberculeuse, l'examen ophtalmoscopique du fond de l'œil rend le plus grand service. L'examen du liquide céphalo-rachidien retiré par ponction lombaire est des plus précieux pour le diagnostic. On y cherchera :

1) *L'agent pathogène*, soit par examen direct, soit après ensemencement ;

2) Le point de congélation du liquide céphalo-rachidien, à l'état normal, est inférieur à celui du sérum sanguin ; le premier se maintient au-delà de — 0,60, celui du second est de — 0,56. Il est donc *hypertonique* par rapport au sérum sanguin. Dans la méningite tuberculeuse, quatre fois sur cinq, le liquide céphalo-rachidien est au contraire *hypotonique*, par rapport au sérum sanguin ; son point de congélation oscillant alors entre — 0,48 et — 0,55 (*Cryoscopie du liquide céphalo-rachidien de Vidal, Sicard et Ravaut*).

3) *Le cyto-diagnostic*. (*Méthode de Vidal, Sicard et Ravaut*). — A l'état normal, le liquide céphalo-rachidien recueilli sur le vivant par ponction lombaire ne contient pas d'éléments figurés. Au cours de la méningite tuberculeuse ce liquide est parfois légèrement louche, parfois sanguinolent ; mais souvent il présente une limpidité telle qu'on l'aurait difficilement distingué d'un liquide normal. L'examen microscopique du dépôt obtenu après centrifugation démontre l'existence d'une grande quantité de lymphocytes et exceptionnellement de quelques polynucléaires. *La lymphocytose caractérise donc la formule histologique du liquide céphalo-rachidien dans la méningite tuberculeuse.*

Hyperthermie hystérique
simulant la tuberculose pulmonaire

Les accidents respiratoires, isolés ou associés entre eux et avec d'autres troubles hystériques, surviennent tantôt comme une manifestation initiale de la névrose, tantôt chez un sujet franchement hystérique. Dans les observations III, XXVII, XXX, les malades ont présenté de la toux, de la dyspnée, des hémoptysies, de la congestion pulmonaire localisée aux sommets et accompagnée de signes simulant à l'auscultation la tuberculose pulmonaire, des élévations thermiques, et, dans l'observation XXVII il s'y est ajouté de plus une anorexie, rendant de cette façon le diagnostic des plus difficile avec celui de la phtisie pulmonaire au début.

OBSERVATION XXVII

Louis RENON et Paul SOLLIER. — in *Bulletin Médical*, 1901, p. 987.

Fausse phtisie de nature hystérique ; signes stéthoscopiques et radioscopiques. Guérison par le réveil de la sensibilité dans l'hypnose et les exercices de gymnastique respiratoire. Phénomènes d'auto-représentation organique.

Dans les premiers jours du mois de novembre 1899, j'ai été appelé (1) près de Mademoiselle X...., âgée de 22 ans, qui avait perdu ses forces et considérablement maigri. Cet affaiblissement commença dès la fin d'août et s'accentua en septembre, à Uriage, où la malade fut prise un jour d'une syncope avec battements de cœur.

J'examinai complètement Mademoiselle X... ; elle ne toussait, ni ne crachait, et je ne trouvai pas le moindre signe physique à l'examen de la poitrine. Je réclamai une analyse d'urines, faite le 9 novembre 1899, et qui me révélait seulement une faible quantité de sérine et des peptones en abondance. Je ne pus faire de diagnostic précis, mais la présence de ces éléments dans l'urine me fit penser à la possibilité d'une tuberculose latente, pulmonaire ou autre, et qui ne tarderait pas à se manifester ; je prescrivis de l'arsenic, de la valériane, une nourriture plus copieuse. L'état ne se modifia guère pendant le mois de novembre et l'amaigrissement continua. Un jour

(1) Première partie de l'Observation, suivie et rédigée par le Dʳ Rénon.

Mademoiselle X... fut reprise, comme à Uriage, d'une sorte de syncope avec battements de cœur. L'auscultation minutieuse de la poitrine ne donnait toujours aucun signe morbide; il n'y avait ni toux, ni expectoration, lorsque, le 25 décembre, la jeune fille se mit à tousser un peu, ce qui me confirma dans mon opinion d'une tuberculose à son début. Au bout de quelques jours, je pus percevoir, au sommet gauche, dans la fosse sus épineuse, un frottement pleural manifeste, sans respiration soufflante et sans râles.

Je me crus alors autorisé à prévenir la mère de mes craintes et à lui conseiller de ne pas rester à Paris. Pour confirmer mon opinion, puisque Mlle X... ne crachait pas et que la recherche du bacille était impossible, je m'adressai à la radioscopie, et il fut facile de voir sur l'écran fluorescent une différence de transparence très nette, du côté du sommet gauche. La tuberculose s'imposait, et, après discussion, nous décidâmes le séjour à Monte-Carlo, aux soins de mon distingué confrère, le Dr Vivant. Le traitement devait comprendre une cure d'air, l'application de pointes de feu, l'usage d'une solution arsenicale, de bière de Malt, et l'essai de la suralimentation. Je dois ajouter que, dans les jours qui précédèrent son départ, ma malade avait été prise de plusieurs accès syncopaux et de névralgie intercostale gauche très pénible avec battements de cœur, et que l'insomnie, assez fréquente depuis cinq semaines, s'était définitivement installée depuis quinze jours.

Mademoiselle X... partit le 21 janvier 1900 avec sa mère et sa sœur. Le voyage se passa sans incident, et même la première nuit fut assez bonne; mais, par la suite, les choses s'aggravèrent singulièrement.

Le 24 janvier, dans la nuit, la malade fut prise de malaise, d'étouffements et de faiblesses; elle avait eu 37°5 de température dans la soirée; c'était la première manifestation thermique de l'affection. Le 30 janvier, à 8 heures du soir, se déclare une nouvelle crise d'étouffement avec un très grand malaise et un étranglement à la gorge qui dure deux heures et demie. Dans la soirée du 6 février, la température s'élève pour la première fois à 39°1, sans aucune modification dans l'auscultation du poumon gauche. Le 16 février, le Dr Vivant m'écrit qu'il espère « que la période des surprises est close »; les accès fébriles sont irréguliers, ils paraissent dus « à de petites crises intérieures de résistance à la mère ou de contrariétés à propos de sorties qui ne sont point autorisées ». Mon confrère « en arrive à mettre l'origine de ces accès fébriles sur le compte de lésions pleuro-pulmonaires, et pourtant l'auscultation n'a pas changé, et la malade ne tousse pour ainsi dire pas du tout ». Le 19 février, ennuyé de voir la fièvre se maintenir à 38° 6 avec vive excitation cardiaque toute la journée, le Dr Vivant appelle en consultation le Dr Malibran (de Menton) ; son avis est que la fièvre relève autant du système nerveux particulièrement excitable que de la lésion pulmonaire où les frottements tendent à être mêlés de râles fins. « Le Dr Malibran, m'écrit M. Vivant, ne considère pas le pronostic comme grave, tout en faisant ses réserves pour l'avenir. Moi, qui vois la malade tous les jours, et qui ne la vois jamais à peu près bien trois jours de suite, je ne puis me défendre d'être un peu plus pessimiste ». J'avoue que, de loin, je partageais complètement cette dernière opinion et que je redoutais l'explosion d'une tuberculose à marche rapide.

Les phénomènes demi-syncopaux, les étouffements, les battements de cœur continuent malgré tous les antispasmodiques prescrits. Le 16 mars, M. Vivant me dit que « l'ensemble des phénomènes subit des fluctuations énormes, sans que ni le mouvement que s'est donné la malade, ni l'état atmosphérique ne permettent d'expliquer quoi que ce soit. Je persiste donc dans mon pessimisme, et pourtant je ne serais pas non plus très étonné qu'un beau jour il y eut une amélioration très notable ». Cependant, l'état général empirait. La malade ne pesait plus que 42 kilos, la fièvre continuait capricieuse, à 39° 2 un soir, à 37° le lendemain soir, les battements de cœur et la tachycardie se répétaient. Sur l'avis d'une personne de la famille, effrayée des progrès du mal, le prof. L... (de Berlin) fut appelé. Son impression fut défavorable ; en raison de la fièvre et de la tachycardie, il songea à une tuberculose aiguë, désapprouva le séjour à Monte-Carlo et porta le plus grave pronostic. Voulant envoyer à Palerme la malade, pour la soumettre à la cure de l'igazol du prof. Cervello, il désira s'entretenir avec le Dr Vivant et moi.

Je quittai Paris le 29 mars 1900 et arrivai à Monte-Carlo le lendemain matin. Retenu à déjeuner par la mère de Mademoiselle X...., je fus appelé près de cette dernière au milieu du repas, car elle venait d'être prise de sa crise de battements de cœur. A peine eus-je ouvert la porte de la chambre, qu'elle jeta sur moi un regard anxieux, fut immédiatement prise d'étouffements intenses, serra sa région cardiaque avec ses deux mains secouées de saccades rythmiques par la violence de l'impulsion cardiaque. Les mains crispées et contracturées sur le cœur ne pouvaient être séparées même par l'effort le plus violent. Les jambes et les cuisses étaient aussi contracturées en adduction. Le pouls battait à 150. La malade transpirait et sa température axillaire était de 40 degrés. Il existait, de plus, des zones d'anesthésie évidente. Il n'y eut plus pour moi, dès ce moment, la moindre hésitation ; cette tachycardie, à laquelle j'assistais heureusement, ne pouvait être que d'origine névropathique. Elle céda au bout de vingt minutes, et une seconde attaque, absolument semblable, se produisit à la fin du déjeuner. Mon opinion était déjà faite, avant la consultation qui devait avoir lieu à 4 heures de l'après-midi ; la mère et la sœur étaient aussi dans un état de nervosisme extraordinaire, la malade ne pouvant supporter sa mère et adorant sa sœur, d'où des scènes violentes et fréquentes. En continuant mon examen, en présence du Dr Vivant, je constate, que malgré sa température élevée, Mademoiselle X... a une langue rosée, les urines claires, l'air plutôt excité qu'abattu. Je ne trouve pas la moindre submatité à la percussion du sommet gauche. A l'auscultation, j'entends des frottements à ce sommet (les mêmes qu'à Paris) et quelques légères sibilances après la toux ; il n'y a donc ni ramollissement, ni caverne. Le côté droit est indemne. Somme toute, depuis deux mois et demie, la lésion n'a fait aucun progrès. La malade est prise seulement, par instants, d'une toux petite et quinteuse. Je dis au Dr Vivant que je suis tout à fait d'accord avec lui pour l'interprétation des faits, explicables seulement par une tuberculose pulmonaire légère et un état de nervosisme suraigu.

Notre consultation avec le prof. L... (de Berlin) a lieu une heure après. Notre éminent confrère penche toujours pour l'idée d'une tuberculose miliaire aiguë ; mais nous n'avons pas de peine à le convaincre de la valeur des phénomènes de contracture que j'avais observés pendant la crise tachycardique, et il finit par se ranger tout à fait à notre opinion. Nous conseillons à la famille le retour à Paris, l'isolement absolu, l'emploi des antinervins.

Reparti le soir même pour Paris, j'apprends que la situation devient plus nette les jours suivants : il y a trois grandes crises hystériformes avec contractures généralisées, accompagnées de spasmes cardiaques violents ressemblant à la tachycardie essentielle paroxystique. Le 8 avril, une crise de tachycardie dure quatorze heures avec 40°, 4 de température, et le Dr Vivant, très inquiet, me prie de revenir voir la malade et de l'emmener, si tel est toujours mon avis. J'arrive à Monte-Carlo le 11 avril : Mademoiselle X... a eu plusieurs crises hystériformes dans la journée ; elle ébauche un arc de cercle qui devient très net dans une crise du lendemain. La tachycardie se reproduit par instants, avec 40° de température, 150 pulsations et des transpirations abondantes.

Le 12 avril, j'emmène la malade, et nous arrivons le 13 à Paris ; pendant tout le voyage, je ne vois que deux crises de tachycardie, l'une d'une durée de une heure quarante, l'autre d'une durée de quinze minutes. Du 14 au 17 avril, on note de temps en temps quelques crises avec insomnie complète. Mon maître, le professeur Dieulafoy, voit la malade ; il se rallie à l'opinion du Dr Vivant et à la mienne, pense que le sommet gauche est légèrement atteint de tuberculose, mais que les troubles nerveux hystériques avec troubles de calorification dominent la scène, et il décide l'isolement absolu.

Le 20 avril 1900, je conduis la malade chez mon confrère, le Dr Sollier, à Boulogne-sur-Seine, qui veut bien continuer la description de cette étrange affection.

Je constate (1), à l'entrée de Mademoiselle X..., une anesthésie généralisée, inégalement répartie. Elle est complète à gauche et plus marquée aux membres inférieurs qu'au tronc et aux membres supérieurs. De nombreuses zones d'hyperesthésie, ou, pour mieux dire, d'anesthésie douloureuse, se rencontrent à la tête, le long de l'épine dorsale, à la région précordiale et dans les régions ovariennes. La jambe droite est contracturée en flexion, et la malade ne peut marcher en s'appuyant dessus. La pression du sommet gauche en avant de la poitrine provoque immédiatement de la toux, et une assez vive douleur. La pression de la région temporale

(1) Seconde partie de l'observation, suivie et rédigée par le Dr Sollier.

gauche, un peu au-dessus de la pointe du sourcil, provoque aussi la toux ; or, c'est le point que j'ai indiqué comme le centre cortical de la respiration. Sous l'influence de la moindre émotion, la malade est prise d'une toux sèche et répétée, sans expectoration. La pression de la région précordiale jusque dans l'aisselle, provoque une crise d'angine de poitrine avec contracture du tronc, du cou, du bras gauche en flexion, suffocations, et, si on insiste, généralisation de la contracture, fixité du regard, dyspnée allant presque jusqu'à l'apnée. La pression du crâne au niveau du vertex, produit le même effet ; c'est le point que j'ai désigné comme le centre cortical de la sensibilité cardiaque. L'anorexie est complète, la malade refuse toute alimentation, et, dès qu'elle veut avaler, elle est prise de spasme du pharynx avec tendance à la contracture, perdant même momentanément connaissance. L'émaciation est extrême, le poids n'est que de 41 kilos 500.

Au point de vue mental, la malade reste le regard fixe, absorbée dans ses pensées, dès qu'on la laisse livrée à elle-même et dès qu'on l'interpelle, son regard change, elle sursaute et paraît surprise de se trouver où elle est. L'insomnie est complète ; elle ne peut rester sans lumière, et, même avec une veilleuse, elle est souvent prise de terreurs ; elle voit son père, mort récemment, qui s'avance vers elle et lui reproche de ne pas venir le rejoindre. Il existe donc un état de vigilambulisme hystérique complet.

Les caractères de la toux et la provocation de cette toux par la pression d'un point déterminé du crâne, me permirent d'affirmer, dès l'abord, que, malgré l'opinion émise sur la probabilité d'une tuberculose du sommet gauche, il ne s'agissait que de toux hystérique. La respiration était extrêmement superficielle, et la malade ne pouvait percevoir la sensation de l'entrée de l'air dans la trachée, que cet air fût chaud ou froid : il y avait donc anesthésie de l'appareil respiratoire, comme il est de règle dans ce cas. Enfin, une dernière circonstance me permettait d'éliminer tous les doutes pouvant provenir de l'émaciation de la malade : le refus systématique d'aliments qu'elle présentait, l'apparition des spasmes du pharynx au moment de la déglutition, les raisonnements sur l'alimentation, l'anesthésie complète de la région épigastrique montraient qu'on avait affaire à une anorexie hystérique secondaire franche. Or, dans ces cas, j'ai toujours constaté de la diminution de la respiration, soit aux deux sommets, soit à l'un seulement, le gauche le plus souvent, et qui disparaissait souvent très rapidement sous l'influence de l'alimentation, de la reprise des forces, de l'augmentation du poids. C'était, en somme, un phénomène de diminution fonctionnelle sans lésion, comme on peut en constater, pour n'importe quel organe, dans l'état hystérique.

Les choses se passèrent ici selon la règle. Tout d'abord, je mis la malade au repos au lit absolu, et procédai à l'alimentation forcée par simple injonction.

Dès le soir de son entrée, je lui fis prendre un repas complet, interrompu par les récriminations habituelles, les spasmes du pharynx, les ébauches de crises de contracture générale avec syncope. Mais tout passa. Au bout de deux jours, la malade mangeait seule, sans appétit naturellement. Après huit jours, elle avait repris 3 kilos 500. En même temps, je lui faisais faire des exercices de gymnastique respiratoire pour lui apprendre à respirer. Les inspirations profondes, ou du moins aussi profondes qu'elle essayait de les faire, car, par suite de son anesthésie, elle ne s'en rendait guère compte, déterminaient de la toux, qui s'amendait au bout de quelques exercices. La respiration devint un peu plus large, et, après une dizaine de jours, on ne pouvait plus constater de différence respiratoire entre les deux sommets ; la pression du sommet gauche déterminait toujours de la douleur et de la toux, toujours avec le même caractère spasmodique. La dernière crise de fausse angine de poitrine et de contracture générale a lieu le 12 mai 1900, date à laquelle la malade a engraissé de 4 kilos et demi depuis son entrée ; les accès de fièvre ont complètement cédé.

Après cette période de traitement simple par l'isolement, le repos au lit et l'alimentation normale, je procédai au réveil de la sensibilité, d'abord par la mécanothérapie qui amena, comme c'est la règle dans les cas de grande hystérie de vigilambulisme, un état d'hypnose presque complète. Il me fut alors facile, pour arriver à la guérison, de lui faire recouvrer sa sensibilité dans l'hypnose provoquée. Sa personnalité rétrograda jusqu'à l'âge de 15 ans, et elle repassa par tous les états qu'elle avait traversés depuis cet âge, revécut avec une intensité remarquable tous les événements de sa vie jusqu'à l'époque actuelle, et je pus ainsi, au cours de cette révision dans l'hypnose, sous l'influence du retour de la sensibilité générale, reconstituer l'évolution de tous ses antécédents et, en particulier, des troubles respiratoires.

C'est à la mort de son père qu'elle a commencé à sentir comme une couche de coton sur sa poitrine ; la nuit, si elle voit son père en hallucination, elle éprouve la même impression, sentant en même temps sa poitrine se rapetisser et l'air lui manquer.

Le 16 juillet, au cours d'une séance de réveil cérébral, elle est prise de suffocations ; elle tousse comme pour chasser un corps étranger de sa gorge et se frotte la poitrine avec la main gauche, disant que la poitrine lui fait mal et qu'elle est écorchée du côté gauche. Tout à coup, elle pousse un cri, se contracte violemment, puis se détend. « Il y a quelque chose qui s'est déchiré, dit-elle. — Quoi donc ? — Je ne sais pas, ça ne fait plus si mal quand je respire ». J'insiste pour qu'elle se réveille encore plus. Elle continue à secouer la tête, et tout à coup porte sa main à la tempe gauche : « Ça me tire là, dit-elle, ça me fait mal ». Elle se tient le sein gauche, halète, fait des efforts d'expectoration. En continuant, elle sent qu'elle ne tousse que du côté gauche, que « c'est plein de ce côté-là ». Tous ces phénomènes de retour de la sensibilité respiratoire s'accentuent encore par la suite, et le 20 septembre 1900, la malade paraît assez bien pour pouvoir quitter l'établissement ; elle mange bien, a acquis 7 kilos et demi depuis son entrée ; elle dort convenablement, mais est encore très émotive.

J'ai passé sous silence l'évolution des autres accidents que présentait cette jeune fille : grandes attaques, contractures du bras ou de la jambe droite, accès de pseudo-angine de poitrine, etc., qui disparurent sous l'influence du retour de la sensibilité et du réveil cérébral. Je me suis borné à signaler seulement ce qui a rapport à ses phénomènes respiratoires.

Mais, encore qu'elle revienne me voir de temps à autre pour procéder à une séance de réveil général de sa sensibilité, à la suite d'incidents de famille et à l'époque de ses règles, elle est prise d'une crise assez violente : sa jambe droite se contracture de nouveau, l'anesthésie reparaît avec ténacité ; elle fait des difficultés pour s'alimenter et ne dort plus. Aussi rentre-t-elle au sanatorium le 15 décembre, et je procède à un réveil général plus complet de sa sensibilité. Je constate que beaucoup d'époques de sa vie ne sont encore qu'incomplètement revenues, et surtout la période de son séjour à Monte-Carlo. Un jour, elle revit entièrement sa dernière maladie : elle tousse, on lui fait des pointes de feu ; elle ne veut pas, parce que cela n'est pas beau et que « ça ne doit pas être cela qu'elle a ». A ce moment, elle a une anesthésie totale et un point douloureux au sommet gauche de la poitrine. Dès que j'appuie sur ce point, elle se met à tousser ; il en est de même si j'appuie sur la tempe gauche. « Pourquoi ? lui demandai-je. — Mais cela tient ensemble, me répond-elle ». Elle me confie alors que, lorsqu'on appliquait les pointes de feu, la douleur ne siégeait pas à la poitrine, mais dans la tempe gauche, et avec le doigt elle me montre le point que j'ai désigné comme le centre cortical de la respiration. Elle me dit qu'elle ressentait là les pointes de feu, et qu'ensuite « ça la brûlait, ça la cuisait, mais que la poudre qu'on mettait sur sa poitrine pour la calmer, ne faisait rien à sa tête ».

Elle parle du docteur Vivant, du docteur L... (de Berlin), de la température qu'on lui prend, et finit par se déclarer « tout à fait endormie » depuis le couvent, c'est-à-dire depuis l'âge de 15 ans. C'est à cette période de sa vie que sa régression s'est arrêtée pendant son réveil cérébral.

Tous les phénomènes de contracture des membres, l'anorexie, etc., disparaissent rapidement et n'ont plus bientôt tendance à revenir. Ce qui persiste le plus longtemps, c'est la toux à la moindre émotion ou au moindre froid. Puis, la pression de la tempe gauche, beaucoup moins sensible que la droite, continue à déterminer la toux, encore provoquée par la pression au niveau du sommet gauche de la poitrine.

Je m'efforce de réveiller la sensibilité de l'appareil respiratoire pendant l'hypnose. Au cours d'une de ces séances, j'eus l'occasion d'observer chez cette jeune malade des phénomènes d'auto-représentation des organes — tels que le docteur Comar les a récemment signalés — pour les organes du petit bassin et pour son appareil respiratoire ; je vais insister un peu sur ces derniers qui sont des plus curieux.

Pendant l'hypnose elle était arrivée à récupérer presque complètement la sensibilité respiratoire, j'insiste pour qu'elle sente encore mieux, et elle continue à faire de fortes inspirations, à s'étirer le cou, à faire saillir la poitrine par mouvements alternatifs. Et tout à coup elle s'écrie, en appuyant la main sur le côté gauche de la poitrine :

« Oh ! là, j'ai comme une branche de corail ; il y a deux champignons où l'air ne veut pas entrer. — Et à droite ? — Non, je ne sens pas ; mais je ne peux pas, parceque j'ai de l'air qui me vient ». Elle continue à tousser et à respirer, à dilater sa poitrine. « Le corail est plus petit, il y a moins de branches ». J'insiste pour qu'elle sente encore plus. « Il n'y a plus qu'un petit endroit de bouché, là (elle met le doigt sur le sommet du poumon gauche) ; les autres branches de corail sont parties ». Je lui dis de continuer à sentir davantage. Au bout de peu de temps : « Il y a encore un petit coin bouché ; c'est comme des grains où l'air ne peut pas entrer. — Avez-vous aussi du corail à droite ? — Non, jamais. — Qu'est-ce que c'est que ce petit coin bouché ? — Je ne sais pas, je l'ai senti en dormant chez moi, après une crise, mais c'était déjà passé : c'est les petites choses de mon rhume qui n'ont pas la place de passer, parce que c'était serré dans ma tête. — Toussez fort alors pour les faire partir. — Mais cela tient aux cordes. — Quelles cordes ? — Mais au corail : il y avait des tuyaux et des cordes (les branches). Oh ! ma tête, si elle pouvait rester comme ça, c'est trop bon ». Elle tressaille de nouveau et en même temps éprouve une sensation d'écoulement dans la tempe gauche qui cesse bientôt. La sensibilité revient à la tempe et à la poitrine ; elle se réveille seule, en s'écriant qu'elle a faim et qu'elle ne s'est jamais trouvée si bien.

Ces phénomènes se reproduisent à deux ou trois reprises, puis ils disparaissent avec le retour de la respiration normale. Enfin, tout se modifia complètement et la malade put quitter le sanatorium le 14 février 1901. Je l'ai revue à plusieurs reprises, la guérison s'est bien maintenue.

Pendant ces dernières vacances, elle a pu voyager deux mois sans le moindre accident et sans même ne plus jamais tousser. Il n'existe plus aucun signe anormal du côté gauche de la poitrine. Elle mène la vie normale sans fatigue. Lorsque, sous une influence quelconque, après ses règles par exemple, elle se sentait la tête un peu lourde, moins d'activité ou un peu de gêne pour respirer, elle faisait les exercices spéciaux que j'ai désignés sous le nom de « travail », recouvrait ainsi très rapidement sa sensibilité absolument normale et reprenait aussitôt toute sa vigueur, toute son activité et toute sa gaîté. L'état moral de cette jeune fille, qui ne pensait qu'à mourir, tant qu'elle était en puissance d'hystérie, a subi une évolution complète ; elle prend maintenant autant de goût à la vie qu'elle en avait peu autrefois, et elle a autant le désir et la volonté de se maintenir en bonne santé qu'elle y était autrefois indifférente et même récalcitrante.

OBSERVATION XXVIII

LORENTZEN. — *Centralblatt fur. Klin. Méd. 1889*, N° 33.
(Résumée in Boulay).

Il s'agissait d'une jeune femme nerveuse présentant de l'ovaralgie gauche qui eut à la fin de 1888, des hémoptysies abondantes sans signes physiques de tuberculose. Une nuit, elle fut prise de crises dyspnéiques à répétition, d'une durée de quelques secondes à une minute, caractérisées par une série d'inspirations courtes, pénibles avec cyanose du visage et expression d'angoisse. Une vive douleur dans le côté gauche du thorax accompagnait chaque accès. Pendant deux mois les crises se reproduisirent de temps en temps ; elles furent quelquefois suivies d'une rétention d'urine qui exigeait le cathétérisme. Au début de janvier 1889, les hémoptysies reparurent.

Le 8 janvier, la température qui avait été normale jusque-là, s'éleva à 40°5 ; de nouveaux accès dyspnéiques survinrent accompagnés de vomissements, de rétention d'urine, d'hallucinations, de baillements incoercibles. Dans la nuit du 9 au 10, Lorentzen, appelé auprès de la malade constate lui-même une température de 41°9 dans le rectum ; un autre thermomètre placé dans l'aisselle monte à 41°8. Le pouls est à 144. Les jours suivants l'état reste le même avec une température moins élevée. Mais le 12 janvier le thermomètre qui marquait 41°9 à midi descend une heure plus tard à 37°5, la malade accuse en même temps un sentiment d'amélioration. En quelques jours la guérison se fit sans qu'on ait jamais constaté depuis aucun signe de phtisie.

OBSERVATION XXIX

Putnam Jacobi. — *Journal of Nervous and mental Diseases.*— Féb. 1880,
Périscope (in thèse Crouzet)

Il s'agit d'un homme.

Le malade après une hémoptysie, eut une violente dyspnée, avec
cyanose. Il eut plusieurs accès de suffocation dans la nuit. Après
l'attaque, il y eut perte de conscience pendant quelques heures avec
stupeur et tendance au délire.

Durant les 2 mois suivants, les symptômes se répétèrent sans aucun
signe de phtisie. Une fois il y eut rétention d'urine.

La température varia pendant trois jours de 39°4 à 40°. L'après-
midi du quatrième jour elle monta à 45°.

Lorentzen qui vit le patient le trouva avec d'autres signes d'inflammation. Délire tranquille, une heure après température à 42°2 ; le soir
à 41°4. Le lendemain le thermomètre monta à 45, mais retomba une
heure après à 37°5. Les jours suivants il varia de 38°3 à 31°5, puis
devint normal. Lorentzen considéra la montée de la température et les
troubles respiratoires comme purement nerveux.

OBSERVATION XXX

R. Massalango et S. Farinati. — *Riforma méd.*, 11 et 12 oct. 1894
(Résumée in *Semaine Médicale* 1894, p. 532).

Chez une hystérique âgée de trente-six ans, MM. Massalongo et
Farinati ont eu l'occasion d'observer des syndromes très curieux,
simulateurs de l'ulcère rond de l'estomac et de la phtisie pulmonaire.
La malade a présenté d'abord tout le tableau clinique de l'ulcère
gastrique simple, caractérisé par des accès de gastralgie violente avec
vomissement, tantôt alimentaires, tantôt sanglants ou même composés
de sang pur et accompagnés parfois d'une fièvre souvent intense
suivie de transpiration abondante. Le ventre était ballonné, l'estomac
dilaté et la moindre pression exercée sur la région épigastrique pro-

voquait une douleur intense. Tous les moyens employés habituellement dans le traitement de l'ulcère rond de l'estomac (nitrate d'argent,
régime alimentaire approprié, etc.) furent essayés en vain dans ce cas.
Seule, la morphine calmait les crises gastriques. L'observation ulté-
rieure ayant montré que, malgré la persistance des symptômes de
l'ulcère de l'estomac, l'état général et le poids du corps de la malade
ne s'étaient pas sensiblement modifiés, on en vint à supposer que
l'affection était d'origine nerveuse. Cette supposition s'affirma encore
davantage lorsqu'on s'aperçut qu'au moyen de la suggestion exercée à
l'état de veille (en administrant par exemple un médicament indifférent
qu'on assurait être très actif) on parvenait à enrayer immédiatement
les douleurs, les vomissements alimentaires et les hématémèses. Elle
se changea enfin en certitude lorsqu'un jour on vit s'amender brusquement les troubles gastriques et apparaître à leur place tous les symptômes caractéristiques de la tuberculose pulmonaire : toux tantôt sèche
et tantôt accompagnée de crachats muco-purulents, hémoptysies,
douleurs thoraciques, fièvre rémittente ou intermittente, sueurs
nocturnes, anorexie, diminution de la sonorité thoracique et du
murmure respiratoire au sommet, râles sous-crépitants et respiration
saccadée. Tous ces symptômes étaient également influencés par la
suggestion et, malgré leur persistance, ils n'exerçaient aucune action
sur l'état général. On devait donc les considérer comme étant aussi
de nature hystérique : en effet, l'examen microscopique a démontré
dans ce cas l'absence complète de fibres élastiques et de bacilles de
Koch dans les crachats.

Symptômes. — L'hyperthermie hystérique associée aux
accidents respiratoires simulant la tuberculose pulmonaire,
s'observe le plus souvent dans le sexe féminin et à l'âge
adulte. La maladie débute par des symptômes et des signes
respiratoires : toux avec ou sans crachats, hémoptysies,
douleurs thoraciques, matité et obscurité respiratoires aux
sommets, râles sous-crépitants et frottements pleuraux. A
ces symptômes s'ajoute dans quelque cas de l'anorexie, de
l'amaigrissement et des sueurs nocturnes. La radioscopie

nous démontre une modification de la transparence thoracique, et semble indiquer un état atélectasique d'un des sommets des poumons, dû à l'insuffisance d'expension des mouvements respiratoires chez les anorexiques hystériques graves. Chez quelques malades on a noté de la tachycardie dont la valeur significative est si grande en pareil cas. La température s'élève à 39° et 40° et peut durer pendant de longs mois. L'hyperthermie dans quelque cas est remittante, ne dépassant pas 40° ; dans d'autres, elle est irrégulière, avec des très hautes élévations de température (45°) de courte durée. La maladie peut durer pendant plusieurs années.

Diagnostic. — Symptômes et signes thoraciques se trouvent réunis au début pour égarer le diagnostic. Il faut se rendre bien compte si le sang craché provient du poumon ou de l'estomac, si les signes thoraciques ne changent pas du jour au lendemain comme espèce et comme localisation. Les recherches microscopiques et bactériologiques seront nécessairement négatives, aussi bien que le séro-diagnostic par la méthode de Courmont et Arloing. La courbe thermométrique avec ses élévations irrégulières peut donner l'éveil.

Hyperthermie hystérique simulant la fièvre typhoïde

Les cas où l'hyperthermie hystérique prend cette forme sont rares ; nous n'avons trouvé dans la littérature médicale que quatre observations. Il faut noter aussi que dans l'Observation III, la malade a présenté bien des traits communs avec la fièvre typhoïde.

Briand, le premier qui a décrit cette forme, la caractérise par une fièvre vive à évolution brève, survenant habituellement sans hystérie préalable, présentant une apparence exceptionnelle de gravité, se terminant toujours d'une façon favorable et laissant à sa suite des accidents nerveux de nature hystérique, paralysie, anesthésies, contractures, crises convulsives.

OBSERVATION XXXI

BRIAND. — Thèse de Paris, 1877.

Léonie Chesnel, domestique, 20 ans. Pas d'accidents hystériques antérieurs, très peureuse. Le jeudi 11 février, passant au voisinage de la Morgue avec sa maîtresse, cette dernière l'engagea à y entrer, l'assurant qu'il n'y avait pas de cadavres en ce moment. Mais dès qu'elle eut franchi la porte, Léonie Chesnel en aperçut un ; saisie alors d'une terreur folle, elle sortit en poussant des cris. Le surlendemain, à midi, elle eut un frisson intense, se sentit la tête lourde et, subitement, perdit connaissance. Elle se remit bientôt de cet évanouissement et on la porta dans son lit, où elle resta jusqu'au lundi 15 février. Le 16, elle rentra à l'hôpital Temporaire dans le service de M. Rigal, et voici ce qu'on put constater :

Le 16. Prostration considérable, aspect hébété, décubitus dorsal, immobile, bouche à demi ouverte. La malade ne prête aucune attention à ce qui se passe autour d'elle. La langue est sèche, recouverte d'un enduit jaunâtre. Réponses lentes, pénibles, pouls à 120, petit, dépressible. T. A. 39° 5.

Le 17. Ventre ballonné, fosse iliaque droite douloureuse, gargouillement, diarrhée. Bruits du cœur sourds et mal frappés, un peu de bronchite. Céphalalgie frontale vive, exaspérée par la toux. Douleurs rachialgiques. T. A. 38° 7. M. Rigal trouve l'ensemble des symptômes caractéristiques d'une fièvre typoïde et pronostique une forme adynamique rapidement mortelle. Il est vrai qu'étant donné les renseignements ci-dessus, entre autres l'invasion de la maladie clairement déterminée le 13 février, ce n'est pas en trois jours que, dans une fièvre typoïde, la température serait arrivée au chiffre de 39° 5. En

outre, le mode de début n'avait rien de commun avec de la dothiénentérie. Mais je me hâte de dire que la malade était dans une telle
prostration qu'il me fut impossible d'en tirer le moindre renseignement
et que l'état actuel de la maladie ne permettait pas de songer à autre
chose qu'à une fièvre typhoïde.

C'est lorsque la malade eut repris ses sens que nous pûmes recueil-
lir les renseignements étiologiques précis consignés au début de notre
observation.

Prescription : Purgatif léger, potion de Todd à 40 grammes. Le
soir, 90 pulsations. T. A. 38° 2.

Le 18. 38° 5. Rémission assez sensible dans tous les symptômes. La
face n'a plus son caractère adynamique, mais la malade a toujours
l'œil terne, immobile, contemplatif.

Le 19. T. A. 37° 6, le soir 38° 4. Rien à signaler du côté des autres
symptômes, qui semblent toujours caractéristiques d'une fièvre typhoï-
ne. La température diminue graduellement ; le 22, elle est de 36° 7.
Le 24, en présence d'une défervescence aussi rapide et d'un amende-
ment aussi subit et aussi notable dans tous les symptômes, on se met
à la recherche et voici ce qu'on trouve : il existe dans la région du
sein gauche des douleurs spontanées. La palpation décèle une hypé-
resthésie excessive de cet organe ainsi que des régions susclaviculai-
res et précordiales. L'hyperesthésie existe dans tout le côté gauche
du corps quoiqu'à un plus faible degré. Anesthésie et analgésie absolue de tout le côté droit. Des piqûres profondes sont insensibles et ne
donnent aucune goutte de sang. Pas de point ovarique. Ventre douloureux. Cet état persiste pendant quelques jours.

Le 28. Douleur occupant le sommet de la tête, gravative et continue (clavus hystéricus). La malade refuse tout aliment, elle a vomi fréquemment dans la nuit. L'hyperesthésie du côté gauche a totalement
disparu : elle a fait place à une analgésie qui occupe maintenant tous
les points du corps, la face, la langue, etc. La malade ne trouve
aucun goût à ce qu'elle mange, ne sent absolument pas les odeurs.

2 mars. L'anorexie et les vomissements persistent.

Les 3, 4, 5. La malade peut prendre quelques aliments.

Le 10. Les fonctions digestives s'accomplissent normalement, l'état
analgésique est le même. L'anesthésie occupe la cavité buccale, la

luette, le pharynx. On peut toucher l'épiglotte avec le doigt sans déterminer aucun réflexe.

Le 15, à midi, après un frisson léger, paraplégie subite avec contracture des deux jambes.

Le 18. Légère incontinence d'urine. La sensibilité musculaire est compromise. La malade ne sent pas les courants électriques ; ils n'ont aucun effet sur les muscles contracturés. Les membres supérieurs sont sensibles au courant et se contractent.

Le 20. Epigastralgie intense. Les règles qui devaient venir le 5 n'ont pas paru. L'anesthésie t la paraplégie persistent, ainsi qu'une légère incontinence d'urine.

Pas d'attaquee convulsives.

OBSERVATION XXXII

BERTOYE. — Th. de Lyon, 1888 (Résumée in Thèse Crouzet. Paris, 1895).

Une malade atteinte de goitre exophtalmique léger et présentant des signes d'hystérie non douteux, attira en particulier l'attention par le caractère spécial des phénomènes fébriles qu'elle présenta. Couchée presque côte à côte avec les typhiques, elle se met à présenter tout à coup une fièvre à oscillations ascendantes ; une agitation extrême, des insomnies, de la céphalalgie, de l'anorexie, une diarrhée abondante.

Mon maître (J. Renaut) se crut autorisé à admettre un cas de contagion intérieure et institua à son égard le traitement de Brand. Si habitués que nous fussions à constater chaque jour les merveilleux résultats de cette méthode, nous ne pûmes nous empêcher d'être étonnés en voyant la fièvre céder à quelques bains et l'état de la malade redevenir très rapidement satisfaisant.

Le diagnostic de la complication à laquelle nous venions d'assister fut donc réservé. C'était avec raison. Un mois après, puis à plusieurs reprises, au bout d'un intervalle de temps sensiblement égal, les mêmes phénomènes se produisirent, présentant la même évolution.

Il est à noter que la malade, outre des symptômes de goitre exophtalmique évident, présentait des signes d'hystérie qui paraissaient remonter à une époque antérieure à l'apparition du goitre.

OBSERVATION XXXIII

HANOT et BOIX. — *Société médicale des Hôpitaux*, avril, 1893.

La nommée R... (Antoinette), âgée de 21 ans, canneuse, entre le 6 décembre 1892 dans le service du docteur Hanot, à l'hôpital Saint-Antoine, salle Grisolle.

Ses parents vivent encore. Au dire de la malade, son père n'était pas buveur, sa mère n'a jamais été nerveuse. Elle a cinq frères ou sœurs, tous bien portants. L'un de ses frères a pissé au lit jusqu'à l'âge de quatorze ans. Une cousine du côté de la mère a dix-sept ans et pisse encore au lit.

Quant à la malade, elle a eu la rougeole et la petite vérole. Elle a été réglée à 15 ans toujours régulièrement. Mariée, elle a eu deux enfants, morts en bas-âge. Pas de scrofule, pas de syphilis. Elle n'a pas eu de crises de nerfs ; cependant, elle a souvent des colères brusques. Son facies est celui d'une dégénérée : le front est bas, les sourcils abaissés, l'œil enfoncé et sournois ; la fente palpébrale allongée et oblique de haut en bas et de dehors en dedans ; la mâchoire inférieure est petite, rectiligne, un peu fœtale ; la voûte palatine présente une ogive assez prononcée ; les oreilles sont suffisamment ourlées, mais les lobules sont adhérentes, bien que des boucles d'oreilles portées en permanence les aient un peu allongés.

Cette femme vit en assez mauvaise intelligence avec ses voisines, qui l'accusèrent, en juillet dernier, de s'être fait avorter et la dénoncèrent au commissaire de police. Cet incident a son importance, car il jouera un rôle au cours de la maladie présente.

Dans le courant de novembre, son mari, son frère, âgé de 19 ans. sa sœur, âgée de 7 ans, ont en même temps la fièvre typhoïde, elle les soigne chez elle quelque temps, puis son mari entre à Lariboisière. Vers la fin de novembre, elle va le voir et le trouve très mal ; elle est vivement impressionnée, pleure, sort très émue : dans la rue, elle a des vertiges, elle saigne du nez abondamment, elle rentre chez elle très fatiguée, courbaturée, avec de la fièvre : elle se couche et ne s'est pas relevée depuis. Pendant une huitaine de jours, anorexie, céphalée, quelquefois violente, fièvre ; pas d'autres épistaxis. Un médecin appelé, diagnostique une fièvre typhoïde et la fait transporter à l'hôpital.

Examen du 6 décembre 1892. — Pas de prostration, langue blanche, sèche au milieu et rouge sur les bords; pas de nausées, pas de vomissements. Anorexie, constipation opiniâtre depuis huit jours, ventre ballonné, douloureux à la pression ; pas de gargouillements dans la fosse iliaque droite. Insomnie, agitation. T. 38°6. Pouls lent, 60 pulsations par minute. Respiration, 25 par minute.

L'auscultation du cœur est normale à tous les points de vue. La malade se plaint de palpitations.

Les poumons sont absolument sains. Le foie ne déborde pas les fausses-côtes. La région splénique est douloureuse, bien qu'on n'y constate pas de matité exagérée.

Les urines sont abondantes, claires, non fébriles. — Le 7 décembre. On prescrit un purgatif; elle réclame à manger, se lève et reste toute la journée de fort mauvaise humeur ; elle est très brusque dans ses mouvements et dans ses paroles. La température reste à 38°3.

Le 8 décembre. La diarrhée persiste depuis la purgation. Benzo-naphtol, bismuth. T. 39°1 et 39°5, râles sous-crépitants aux deux bases pulmonaires, même état de la langue.

Le 10 décembre. Même état de la langue, diarrhée persistante. Les râles sous-crépitants ont subitement disparu.

Vers le 16 décembre, cessation brusque de la diarrhée. Jusqu'au 23 décembre, la température va en baissant progressivement, sauf deux exacerbations brusques et isolées de 38°8 et 38°2 les 19 et 21. Le 23 elle descend au-dessous de 39 degrés : apparition d'herpès labial.

Le 21 décembre, ascension brusque à 38°7, la malade est très fatiguée, ses règles paraissent très abondantes. Nausées, courbature. Douleurs abdominales. La malade a mangé dans la nuit trois tablettes de chocolat. Pas de diarrhée.

Du 24 décembre au 16 janvier, la courbe thermométrique oscille très irrégulièrement de 36°5 à 38°4. L'état général est bon ; on donne à manger à la malade des potages et des œufs.

Dans cette période se place un événement important. Le 5 janvier, à 6 heures du matin, la malade éprouve des fourmillements qui montent comme une sorte d'aura, le long du bras et gagnent la poitrine derrière le sternum ; aussitôt sentiment de contriction thoracique, étouffement, puis mouvements toniques des extrémités, mains convulsées en pronation forcée, ébauche d'arc de cercle. Le tout dure environ un quart d'heure. La température était à 37 degrés le matin, elle monte brusquement le soir à 38°4, pour redescendre le lendemain à 36°5 et rester aux environs de 37 degrés les deux jours suivants.

Du 16 au 20 janvier, le thermomètre se tient au-dessous de 37 degrés.

Le 26 janvier, la malade reçoit une assignation à comparaître devant le juge d'instruction, sous l'inculpation d'avortement provoqué et d'infanticide. Une seconde attaque d'hystérie a lieu, plus forte et plus longue que la première. A partir de ce jour, la température remonte progressivement et atteint 39 degrés le soir du 29 janvier. En même temps le ventre se ballonne, la diarrhée reparaît ; la malade est légèrement prostrée et se plaint de céphalalgie ; on constate, même quelques jours après, des râles sibilants et sonores dans toute la poitrine.

La température subit des ascensions bizarres et inexplicables, alternant très irrégulièrement avec des chutes brusques. Sur la courbe, cependant se dessine nettement du 20 janvier au 10 février une période fébrile à trois stades, ascension, état, descente, qui bien que singulière se rapproche du schéma graphique d'une rechute dans la dothiénentérie. Des chiffres subitement très élevés, 40°4 par exemple, après 37°8, avaient fait soupçonner l'existence d'une tuberculose pulmonaire généralisée, la poitrine étant à ce moment pleine de râles, la malade toussant, crachant, se plaignant d'étouffer constamment et réclamant des ventouses.

La recherche des bacilles tuberculeux dans les crachats d'ailleurs purement muqueux, donna un résultat purement négatif ; les préparations ne contenaient que quelques courts filaments de leptothrix et quelques rares staphylocoques sans caractères spéciaux, venus vraisemblablement de la bouche. Pendant toute cette période, les urines ont toujours été abondantes, claires, non fébriles.

Deux jours après, le 5 février, on constate avec étonnement que tout râle a disparu, l'auscultation de la poitrine est absolument normale.

Le 7 février, chute brusque de 2 degrés et demi ; les jours suivants, encore un peu de fièvre. Enfin, à partir du 14 février, la température reste au-dessous de 37 degrés.

Le 19 février, un dimanche, la malade a demandé à sortir. Nous savions qu'elle serait amenée directement de l'hôpital au dépôt, et ne la jugeant pas suffisamment remise pour mener la vie des détenus, nous refusons sa sortie. Elle en est vivement contrariée et a une troisième attaque hystérique, moins forte et moins longue que la seconde, mais bien caractérisée ; le lendemain matin, la température est remontée au-dessus de 37 degrés.

Le 23 au soir, nous expliquons à la malade qu'elle ne sortira de l'hôpital que pour être immédiatement conduite chez le juge d'instruction. Cette révélation lui est fort pénible, cependant elle n'a pas d'attaque. Mais le matin du 24, la température est à 38 degrés.

La malade sort le 26 février et est conduite au dépôt.

Le traitement a consisté en purgatifs, naphtol, ventouses sèches, antipyrine et sulfate de quinine, qui n'ont point semblé modifier la courbe thermique.

L'analyse des urines faite seulement le 14 février, à une époque où la température était redevenue normale, a donné les résultats suivants :

Acide phosphorique alcalin....... 1.872
Acide phosphorique terreux ...... 1.254   par litre.
Acide phosphorique 3.126

Dans une lettre à la date du 14 avril 1893, R... nous apprend que les crises sont devenues beaucoup plus fréquentes qu'à l'hôpital, surtout depuis sa sortie de la Préfecture où elle a été « péniblement affectée ». « J'ai des maux de tête affreux, ajoute-t-elle, des crampes et des douleurs dans les jambes et dans les bras. Les mains et les pieds enflent et sont insensibles à la piqûre d'une épingle... » Elle dit encore plus loin : « Je ne puis marcher... »

MM. Hanot et Boix, à propos de cette observation, ajoutent encore : L'un de nous a connu, en dehors du cas observé dans son service, trois malades atteintes de fièvre nerveuse.

Chez une jeune femme auprès de qui il avait été appelé par le docteur Boyer, on crut d'abord à une fièvre typhoïde. La fièvre se prolongeait plus de deux mois, lorsque la malade présenta les accidents

hystériques les plus accentués : attitudes passionnelles, catalepsie, etc.
La fièvre commença à diminuer et disparut. Elle avait duré un peu
plus de trois mois.

Un an après, cette femme était prise de phisométrie, et cette fausse
grossesse, qui embarrassa beaucoup accoucheurs et chirurgiens, disparut un jour tout à coup.

La seconde malade qu'il voyait avec le docteur Merklen, et qui fut
examinée aussi par les professeurs Charcot, Dieulafoy, Potain, venait
de perdre sa sœur de bacilose aiguë. On crut d'abord à la même maladie, puis à une angiocholite aiguë, puis à une fièvre intermittente.
Au bout de deux mois et demi environ, on s'arrête par exclusion au
diagnostic de fièvre nerveuse ; la malade fut envoyée à la campagne
et la fièvre disparut rapidement.

Les choses se passèrent à peu près de la même façon chez une troisième malade qu'il a observé avec les docteurs Merklen et Maranger.

OBSERVATION XXXIV

DUVERNET. — *France Médicale*, 12 avril 1895.

Mademoiselle X..., 58 ans, habitant Paris, d'une belle constitution
et sans antécédents morbides sérieux, sauf une pleurésie d'ancienne
date. Intelligente, calme, réfléchie, elle avait toujours été exempte
d'accidents nerveux, et malgré une recherche attentive on ne découvre chez elle aucun des stigmates de l'hystérie.

Traitée d'une tumeur lacrymale par la dilatation du 7 avril au
9 mai 1891, elle a subi seize séances opératoires, sans que le système
nerveux ait paru être influencé d'une façon particulière.

Le 12 mai, elle écrit qu'elle ressent un malaise général : le 17, on
constate une fièvre modérée avec langue à peine saburrale et intégrité
des organes. La malade accuse une forte courbature, de la constipation, de l'inappétence, une vive céphalée frontale et de l'insomnie.
Cet état se maintient pendant un mois sans aggravation notable et
sans nouveau symptôme, si ce n'est qu'au troisième septenaire, la
diarrhée s'établit avec coliques.

Mademoiselle X..., très peu alitée, continuait ses occupations habituelles, sa correspondance épistolaire, lorsque le 15 juin, le soir vers 10 heures, survint brusquement une fièvre intense accompagnée d'une grande agitation, d'un état nerveux inexpliqué.

A partir de ce jour, on note que le pouls à 80 ou à 90 le matin s'accélère vers les 7 heures du soir et monte rapidement à 120, régulier, petit, sec, résistant. Ces exacerbations fébriles débutent par un frisson suivi d'une chaleur sèche pendant environ quatre heures et se terminent dans la nuit par une sueur abondante et prolongée. La détente commence vers minuit sans amener le sommeil ; à la diarrhée s'était joint un tympanisme abdominal très prononcé.

La température axillaire prise le 21 juin pour la première fois avec précision, a été relevée depuis, plusieurs fois chaque jour, sans discontinuité, avec des précautions et un contrôle excluant toute idée de supercherie, toute inexactitude. Elle est ce jour-là entre 10 heures et minuit de 40° 6, le lendemain matin de 37° 7. Les jours suivants, le maximun vespéral n'est plus que de 39° 5 et bientôt 38° 5, celui du matin restant à 38° et 37° 5.

A la date du 6 juillet, l'agitation du soir avait disparu progressivement, les urines moins rares et moins foncées que précédemment, se montraient cependant comme elles l'ont toujours été fébriles et diminuées de quantité. Le diagnostic jusque-là très indécis, hésitait encore entre une fièvre de nature nerveuse et une dothiénentérie qui mal suivie, aurait été mal observée pendant sa période d'état, et qui enfin entrait en voie de convalescence.

Mais le lendemain la fièvre s'accentue de nouveau ; de 37° 6 à 8 heures du matin, le thermomètre monte brusquement à 41°, le soir vers 10 heures, et cette rapidité d'ascension thermique a été un fait constant, régulier, à une heure près, dans le cours de la maladie. Un symptôme déjà remarqué est devenu permanent : les avant-bras sont le siège de petits mouvements rapides, saccadés, qui agitent les tendons des fléchisseurs et produisent aussi des secousses de pronation.

A ce moment, deux mois après le début de la fièvre, la malade a maigri, mais lentement et modérément. Elle présente les symptômes suivants qui ont persisté longtemps : Pouls à 90 le matin 120 et 130 le soir. Température matinale, 38° 5 ; vespérale 41 entre 10 heures et minuit. Au calme relatif du matin et de la journée succède chaque soir une excitation excessive, se traduisant d'abord par de l'anxiété, des changements de position ; puis par des troubles psychiques, des enfantillages, dénotant un vrai délire maniaque ; enfin dans le paroxysme fébrile, par des actes plus violents sans être agressifs, inconscients aussi, une locomotion impulsive sans but déterminé. L'intensité de ces désordres nerveux a toujours été en rapport avec celle de l'hyperthermie. Dans la matinée, la malade se plaignait, avec une grande lucidité, de la persistance de la fièvre, de la céphalalgie, de l'insomnie : elle demandait a être délivrée d'une hallucination visuelle qui l'obsédait chaque nuit, toujours la même et lugubre dont elle reconnaissait d'ailleurs parfaitement l'inanité.

En résumé, fièvre, délire, soubresauts des tendons, urines rares et fébriles, diarrhée, gargouillement mal limité, ballonnement du ventre devenu très prononcé, et en plus des taches rosées lenticulaires apparaissant sur l'abdomen, discrètes et assez nombreuses ; tels étaient les symptômes qui se trouvaient réunis. On remarquait d'ailleurs et non sans surprise, l'aspect presque normal de la langue, seulement rouge à la pointe, l'absence de fuliginosités buccales, de tuméfaction du foie, de stupeur ; l'insignifiance de quelques râles bronchiques, la conservation des forces.

Le 11 juillet, M. le Dr Potain a constaté cet état, plus une légère augmentation du volume de la rate, et recommandé au moins à titre provisoire un traitement convenable à la fièvre typhoïde, n'osant se prononcer entre les deux hypothèses, seules plausibles, et pourtant l'une et l'autre difficiles à admettre.

Quelques jours plus tard il devenait cependant bien évident que cette ébauche de dothiénenterie dépendait du système nerveux. La malade étant exaspérée par la consultation qui lui avait été imposée, les écarts de température déjà très insolites augmentaient encore avec 42° le soir ; les forces n'étaient pas déprimées ; on avait la notion que cette hyperthermie à laquelle ne résistent guère les typhiques était supportée sans danger immédiat.

Pendant 4 mois encore la fièvre s'est maintenue à peu près au même degré ; les relevés donnent pendant toute cette longue période, en moyenne 38° 5 le matin et 41° 2 comme maximum moyen du soir, par exception 42. 7, 43. 4 et 43, 7 à la suite de vives contrariétés. Les taches ont duré environ 15 jours et le tympanisme n'a disparu que très tardivement.

A la fin de juillet M. le Dr Lancereaux confirmait le diagnostic et pendant le mois d'août M. le Dr André Petit qui avait bien voulu me remplacer près de la malade, m'écrivait qu'elle avait pris l'idée fixe de rejoindre une amie, sur une plage normande où j'étais moi-même. Mademoiselle X... séjourne six semaines au bord de la mer. Les accès fébriles peut-être un peu plus courts atteignent le même degré thermique. Mais depuis ce moment la malade n'a plus son hallucination, ne délire plus, maîtrise son agitation vespérale, sort en voiture et même va par mer au Hâvre où elle débarque avec 41° survenus bien avant l'heure habituelle sous l'influence de la traversée.

En novembre et décembre, la moyenne du maximum thermique n'est plus que de 39° 5 ; l'état général est meilleur ; cependant la diarrhée, l'insomnie, les soubressauts de tendons persistent sans atténuation bien notable. La malade demande alors que l'œil non opéré et affecté comme l'avait été l'autre fut aussi traité ; quinze nouveaux cathétérismes ont été pratiqués, sans qu'il en soit résulté la moindre recrudescence fébrile, ni le moindre trouble nerveux.

Pendant l'hiver à Rouen, la fièvre a présenté, parait-il, des alternatives de rémissions et de recrudescences. Enfin à sa rentrée à Paris, en mai 1892, Mademoiselle X... était définitivement débarrassée de son état fébrile, mais non pas de la diarrhée, de l'insomnie, des soubresauts des avant-bras, qui ont persisté pendant les années 1893-1894, malgré un retour apparent à la plénitude de la santé. La malade n'a pas discontinué d'être surveillée de temps à autre : au mois de novembre dernier, les cathétérismes ont été renouvelés et cette fois encore sans aucun inconvénient consécutif.

Traitement. — Le traitement a été impuissant à enrayer la marche de cette fièvre qui a duré près d'un an et qui pendant 8 mois n'a pas cessé un seul jour. L'effet utile de la quinine, des antithermiques, des bromures, a été nul. L'opium et le chloral n'ont été que nuisibles ; le sulfonal a été d'un emploi très prolongé et toujours avantageux contre l'insomnie. L'action favorable des lotions froides était éphémère, les bains froids ont été refusés.

Les bains à 35° ramenés rapidement à 28 (la malade n'acceptant pas un degré inférieur) d'une demi-heure de durée, répétés à de courts intervalles, se sont montrés un puissant sédatif : chaque bain atténuait la fièvre de deux à trois degrés et faisait disparaître, très momentanément aussi les troubles nerveux.

Symptômes. — Cette hyperthermie apparaît le plus souvent à la suite d'une forte émotion ; son début dans ce cas est brusque, sans prodromes. La maladie débute par un frisson et des élévations thermiques de 39.5 dès le premier jour. Avec l'élévation de la température apparaissent les autres symptômes de la fièvre typhoïde et se présentent sous une apparence exceptionnelle de gravité. La céphalalgie, la courbature, les vertiges, les évanouissements, l'agitation, l'insomnie sont notés dans plusieurs observations. Le début lent, d'une période de plusieurs semaines, a été aussi observé dans quelques cas. Le sujet se plaint d'un malaise général, de lassitude, des douleurs musculaires, d'inappétence, de constipation. Langue saburrale et céphalée frontale vive. Cet état peut durer un mois.

La période d'état, qui habituellement est d'une durée de 15 à 20 jours, est remarquable par les phénomènes nerveux d'une très grande intensité. A noter surtout la prostration, l'adynamie, l'aspect hébété des malades, l'œil terne et immobile, les bourdonnements d'oreilles, l'insomnie et l'agitation observés chez plusieurs malades. Duvernet a noté chez sa malade qu'au calme du matin et de la journée succède chaque soir une excitation excessive, se traduisant d'abord par de l'anxiété, des changements de position, puis par des troubles psychiques, des enfantillages, dénotant un vrai délire maniaque ; enfin, dans le paroxysme fébrile par des actes plus violents sans être agressifs, inconscients aussi, une locomotion impulsive sans but déterminé. A cette période apparaissent des taches rosées lenticulaires (obs. Duvernet) ; la langue est sèche au milieu et rouge sur les bords, recouverte d'un enduit jaunâtre ; les dents sont fulgineuses. Le ventre est ballonné, douloureux à la pression, avec des gargouillements dans la fosse iliaque droite. Anorexie et diarrhée ou constipation. La région splénique est douloureuse, mais la rate n'est pas augmentée de volume. Le foie ne déborde pas les fausses-côtes.

Du côté du thorax on trouve des râles sonores et muqueux. Le cœur est normal, le pouls est à 110-120 : il est petit, sec, régulier. Chez la malade de Hanot et Boix, le pouls était lent, 60 pulsations par minute ; la malade avait des palpitations.

Les urines sont abondantes, claires, non fébriles, jamais albumineuses. La formule d'inversion des phosphates a été trouvée dans l'observation de Hanot et Boix. Chez la malade de Duvernet, les urines étaient fébriles et diminuées comme quantité. Il n'y a pas de rétention d'urine.

Les élévations de la température sont bizarres : ascension brusque alternant avec des chutes très basses. La température du soir atteint et dépasse 41 degrés. Cette fièvre a cédé à quelques bains chez la malade de Renault (obs. Bertoye). La défervescence est ordinairement brusque, et, au moment où on s'attend à une terminaison fatale, on voit la température baisser et les malades passer de l'état le plus grave à la santé parfaite. Quelquefois les malades, après la chute de la température, réalisent, à la suite d'un écart de régime, une véritable rechute (obs. Hanot et Boix).

Diagnostic. — Impossible au début de la maladie, d'autant plus que ces malades n'ont jamais présenté avant des symptômes bruyants d'hystérie, le diagnostic se fait pendant le cours de la maladie par les grands écarts de la température du matin et du soir, par l'apparition des phénomènes hys-

tériques et parce qu'il n'y a pas d'amaigrissement. Quand
il y a amaigrissement, comme chez la malade de Duvernet,
il est lent et peu prononcé ; il n'y a pas de complications.
Les vertiges, les palpitations, la faiblesse musculaire, qu'on
retrouve chez les convalescents de fièvre typhoïde, manquent dans ces cas. L'examen des urines, la recherche de
la formule d'inversion des phosphates et surtout le *séro-
diagnostique* peuvent rendre de grands services dès le début
de la maladie.

Hyperthermie hystérique simulant la péritonite aiguë.

Souvent on observe chez les hystériques des accidents
abdominaux simulant la péritonite aiguë, et le rôle trom-
peur de l'hystérie dans leur diagnostic est bien connu des
chirurgiens. Dans la plupart des cas c'est l'absence de la
fièvre qui donne l'éveil. Or, dans les observations suivantes,
il s'est produit, au milieu des symptômes péritoniques, une
élévation de température sans trace d'inflammation réelle.
Comme ces accidents surviennent ordinairement à la suite
des troubles menstruels, il semble qu'il y a un rapport de
cause à effet entre ces troubles et les accidents pseudo-
péritoniques.

OBSERVATION XXXV

M. P. JABOBI. — *Journal of Nerv and Mental Derases.* 1890.

L'affection commença le 22 juillet 1889, quand la malade entra à
l'hôpital ; mais l'année précédente, l'hiver de 1887-1888, elle avait
souffert d'une succession de désordres qu'il faut rapporter tout d'abord.

En décembre 1887, la malade ressentit un point de côté avec fièvre, ce qui fit diagnostiquer par un premier médecin une pleurésie.
Ce diagnostic avait beaucoup alarmé la malade ; comme cependant je

ne découvris rien dans la poitrine, je pensais à une pleurodynie. Après
ce diagnostic, la douleur disparut rapidement, mais une parésie vési-
cale qui était déjà venue antérieurement, amena bientôt une paralysie avec incontinence d'urine. On pratiqua le cathétérisme quelque
temps, mais finalement, ce trouble disparut, à la suite d'un traitement
par la strychnine et l'électrisation locale.

Il survint alors une vive douleur dans la région ovarienne gauche,
douleur qui s'accompagna de fièvre. La température resta irrégulière
toute la semaine, atteignant quelquefois 39° 4, plus souvent n'atteignant que 38° 8. Un examen médical des organes pelviens ne fit découvrir aucun signe d'inflammation locale et, finalement, la maladie
disparut. A ce moment, la malade fut prise d'un violent mal de gorge
avec dépôt pultacé, mais non diphtérique. C'était en mars. Peu après
avoir repris ses occupations, cette dame fut reprise de ménorragies
dont on ne put découvrir la cause utérine, et qui furent rapportées
à une de ces formes obscures d'irritation fonctionnelle de l'ovaire.

Durant l'été de la même année, la malade souffrit d'une paralysie
partielle bilatérale des membres inférieurs, occupant surtout les muscles péroniers. Elle était capable de remuer les jambes dans son lit,
mais incapable de se tenir debout dans son lit ou de se promener. Elle
y arriva cependant après qu'on lui eut entouré la jambe de bandes
soutenant la cheville et remontant jusqu'aux genoux.

Elle alla alors au bord de la mer et se porta bien durant deux ou
trois mois. Revenue à la ville, assaillie d'ennuis et de chagrins de toutes sortes, ses troubles physiques reparurent.

Ce fut d'abord une rétention d'urine. Des métrorrhagies survinrent
ensuite.

Il survint bientôt une amblyopie presque complète. Un occuliste
trouva une paralysie simultanée des deux muscles occulaires externes. Il rapporta cette paralysie à une diphtérie qu'elle avait eu 5 ans
auparavant. Je crois peu à cette étiologie, car cette période de 5 ans
s'était passée sans troubles occulaires.

Il me semble que la paralysie était de nature hystérique et analogue à celle des muscles péroniers qui avait, durant une époque, privé
la malade de l'usage de ses jambes. (Ce fut l'opinion du docteur Putnam, de Boston). Les troubles occulaires persistèrent tout l'hiver.

Deux fois durant ce temps, la malade ressentit une violente douleur dans l'abdomen, qui dura 24 heures, puis perdit rapidement son acuité quand j'affirmai à la malade qu'elle n'avait pas de péritonite.

Une fois, après avoir reçu une lettre émotionnante, elle eut du délire et ne put parler pendant 12 heures.

Ce mutisme fut immédiatement suivi d'une intense dysphagie, qui disparut par suggestion et un peu d'électrisation locale.

L'été suivant (1889), la santé de la malade fut considérablement compromise.

En juillet, le second jour de sa période menstruelle, elle accompagna une amie à l'île de Bedloe et monta les escaliers intérieurs. Le flot menstruel s'arrêta immédiatement et une vive douleur se montra dans la région ovarienne gauche.

Le 22 juillet, elle entra à l'hôpital.

Le 23, elle avait une température de 38° 8 et, le 24, atteignait 39° 4. La fièvre oscilla entre 39 et 40 degrés jusqu'au 13 août. Quand, après deux jours de température normale, le thermomètre remonta à 40 degrés pour retomber à 37. La température resta entre 37 et 38 degrés jusqu'au milieu de septembre.

Pendant toute cette période, je n'avais pas vu la malade. Son nouveau médecin connaissait très peu son passé, qu'elle cherchait d'ailleurs à cacher. En présence de la fièvre, la douleur abdominale fut rapportée à un foyer de périmétrite, mais il est à remarquer que l'examen gynécologique, fait il est vrai avec précaution, à cause de l'acuité des douleurs, ne mit en évidence aucun foyer d'inflammation.

A mon retour, au milieu de septembre, la malade était à peu près dans le même état qu'au début de l'attaque et tout à fait comme au milieu d'août quand la fièvre était tombée.

Entendant cette histoire et la rapprochant des attaques nombreuses et variées que j'avais antérieurement observé, je me hasardai à exprimer positivement l'opinion qu'il n'y avait jamais eu de processus inflammatoire, que les accidents étaient d'origine nerveuse et avaient leur point de départ dans une irritation ovarienne due à l'arrêt de la menstruation. Il est probable que l'arrêt de la menstruation avait déterminé une congestion de la couche externe de l'ovaire.

La malade fut endormie et un examen gynécologique complet fut fait par moi et le docteur Cushier, avec un résultat absolument négatif.

Nous affirmâmes à la malade qu'elle n'avait pas d'inflammation pelvienne, que cette attaque était de même nature que les précédentes que j'avais antérieurement soigné; qu'elle pouvait sans danger se lever aussitôt qu'il lui plairait et que quelques séances d'électrisation de l'abdomen, sur le siège de la douleur, la dissiperaient rapidement.

Les séances furent faites avec le pôle positif sur la région ovarienne le négatif sur la région lombaire. Chaque application enlevait complètement la douleur pendant quelques heures; mais il est probable que l'effet moral du diagnostic fut aussi important, tellement la malade changea vite d'attitude et tellement elle put sortir vite du lit où elle était restée couchée plus de deux mois. Une semaine après, elle se promenait; la douleur était complètement disparue au bout de dix jours.

La température était redevenue normale à partir du jour où l'on fit l'examen gynécologique sous l'éther.

OBSERVATION XXXVI

MASSALONGO et FARINATI. —*Riforma méd.*, 11 et 12 octobre 1894.
(Résumée in *Semaine médicale*, 1894. p. 532).

Il a été donné aux auteurs d'observer, chez une jeune fille de 16 ans, le syndrome de la péritonite aiguë hystérique. Cette malade éprouvait des douleurs abdominales, que la moindre pression augmentait. Le ventre était ballonné, le pouls filiforme, la peau d'une pâleur extrême et le facies nettement péritonique. Il existait une fièvre intense et la percussion dénotait, au niveau des régions inférieures de l'abdomen, une submatité manifeste, indice d'un épanchement péritonéal. Bref, l'état de cette jeune fille était si grave qu'on pouvait s'attendre à une fin prochaine, lorsqu'un jour, à la suite d'une remontrance sévère qu'on dut faire à la malade, tous ces phénomènes morbides si inquiétants disparurent brusquement.

OBSERVATION XXXVII

G. LEVEN. — Revue de médecine, 1900.

P. Victorine, âgée de 30 ans, couturière, est admise à la Charité, salle Cruveilhier, dans le service de M. le professeur Bouchard, le 19 octobre 1899.

Cette femme a toujours eu à se plaindre de sa santé ; elle a eu une fois ses règles à l'âge de 15 ans. Elles n'ont paru à nouveau qu'à 20 ans. Elles n'ont jamais été régulières, durent deux jours, s'arrêtent un jour et sont suivies de pertes blanches pendant deux jours. Elles sont accompagnées, pendant toute leur durée, de violentes douleurs, localisées principalement dans la région sous-ombilicale. Depuis sa onzième année, elle a des vomissements, le matin au réveil. C'est surtout depuis dix ans qu'elle en souffre, car depuis ce moment, elle rend une plus grande quantité de liquide incolore, aigre, mais non brûlant. Parfois, les vomissements sont teintés par la bile. Ils paraissent environ un quart d'heure après le réveil.

Elle dit avoir souffert toute la vie de l'estomac et, en effet, la sensibilité épigastrique et abdominale est telle que, depuis l'âge de 15 ans, elle n'a plus porté de corset. La pesanteur gastrique devient si forte que l'alimentation est rendue à peu près impossible : elle craint de s'alimenter, chaque repas étant suivi de malaises violents et de céphalée.

Il y a trois mois, elle a eu une hémorragie gastrique assez abondante : elle évalue le sang vomi à un verre et demi. Ses selles ont été noires pendant un certain temps ; mais comme elle a absorbé, à ce moment, de nombreux médicaments, il est impossible de dire s'il s'agissait de melœna ou de selles noircies artificiellement.

Actuellement, la sensation épigastrique est une sensation de pesanteur. Elle n'a aucun des caractères classiques de la douleur de l'ulcère rond. Elle suit l'ingestion de tout aliment, quel qu'il soit, et s'accompagne d'un sentiment d'oppression vive et de rougeur du visage, dont la durée est essentiellement variable. Elle se soulage en comprimant la région douloureuse, pression qui provoque des éructations qui calment la malade. La douleur s'accentue lorsqu'elle est couchée sur le dos.

Depuis la première hématémèse, il n'en a pas paru de nouvelle.

L'hyperesthésie de tout l'abdomen existe ; mais malgré ce que nous avons dit de l'acuité de la sensibilité épigastrique, elle est presque minime, à côté de la sensibilité sous-ombilicale, qui est maxima dans une zone de 4 centimètres carrés, coupée à peu près exactement en deux par la ligne blanche et dont le bord supérieur est à 3 centimètres de l'ombilic.

A ce niveau, il y a hyperesthésie profonde et non pas hyperesthésie cutanée.

Elle n'a point de douleur à la pression du point de Mac Burney, elle se plaint encore de céphalée frontale et de douleurs à la nuque qu'elle a eu toute sa vie, mais qui sont plus fortes depuis trois ans.

Dans la journée, elle a de temps à autre des éructations gazeuzes, des régurgitations de liquide acide et parfois des vomissements alimentaires. Au cours d'une grossesse qui est arrivée à terme, il y a neuf ans, elle a eu des vomissements incessants : elle rendait tout ce qu'elle prenait.

L'estomac n'est pas dilaté et ne clapote pas. Elle est souvent constipée et a rarement plus de 2 à 3 selles par semaine.

L'exploration de tous les viscères, cœur, foie, poumons, organes génitaux, etc., les montre indemnes de toute maladie. ; ni sucre, ni albumine dans les urines.

Tous les réflexes sont normaux, patellaire, pharyngé, etc., seul le réflexe cornéen est aboli ; elle n'a pas de rétrécissement du champ visuel. Elle ne sent plus les odeurs depuis deux ans. La vue et l'ouïe sont normales.

Légère hyperesthésie du dos, disséminée en plaques irrégulières dans leur forme, leur étendue, leur distribution.

A l'entrée, elle nous dit que depuis deux jours, elle se soigne chez elle et que son médecin a constaté qu'elle avait 40 degrés (température rectale). Depuis quinze jours déjà, elle est rendue folle par les douleurs qu'elle ressentait dans l'abdomen et spécialement dans la région sous-ombilicale.

Les mictions sont douloureuses. Elle a une insomnie persistante.

Le ventre est aplati. Il est si sensible qu'elle néglige d'attirer notre attention sur la douleur frontale qu'elle n'accuse que par la suite.

Elle a les yeux excavés, la face pâle, un faciès péritonéal. La langue est blanche et humide. Le pouls est bon, ni hoquets, ni nausées. Elle ne vomit pas et n'a eu de vomissements qu'à trois reprises, pendant son séjour à la Charité, au moment où la température s'est nettement abaissée, le 26, le 30 octobre et le 1er novembre.

Le pouls a toujours oscillé entre 108 et 120 depuis le début jusqu'au 28 octobre et à partir de ce jour il est resté à 80.

A l'entrée, l'examen très attentif qui fut fait nous permet d'affirmer qu'elle n'a pas d'angine, de manifestations articulaires ; qu'elle n'a rien à l'utérus, ni aux annexes. La rate n'est pas grosse, aucune tache rosée sur le corps. Ni diarrhée, ni constipation absolue. Elle rend et a rendu les jours suivants quelques matières, avec un lavement d'eau. Elle ne tousse pas, ne tousse jamais. Rien dans les poumons, rien au cœur.

Nous reproduisons ci-dessous sa courbe thermométrique ; on a pris également la température axillaire qui fut constamment parallèle à la courbe de la température rectale. Les températures ont été constatées et vérifiées soigneusement par nous-même.

L'évolution de la maladie permet de dire que notre malade a eu ce qu'on est convenu d'appeler fièvre hystérique et que nous proposons de désigner sous le nom d'hyperthermie nerveuse par irritation du système nerveux utérin.

Au début notre diagnostic d'hyperthermie nerveuse fut basé sur l'hyperesthésie abdominale, surtout sous-ombilicale, le nevrosisme de la malade et l'absence de toute cause productrice de fièvre. Le diagnostic fut rendu définitif par le séro-diagnostic négatif et le retour instantané à la santé de la malade, lorsque l'hyperesthésie abdominale cessa, arrêt dans les douleurs qui coïncida nettement avec l'abaissement de la température. Tous ceux qui fréquentent le service furent surpris de voir guérir du jour au lendemain cette malade, dix jours après l'entrée, de voir sa bonne mine, sa langue nettoyée. Il était particulièrement intéressant de comparer ce retour brutal à la santé, avec ce qui se passait chez deux malades voisines, en convalescence de fièvre typhoïde confirmée, dont l'amaigrissement s'accentuait, dont la langue restait sale, le teint pâle, et l'asthénie profonde.

Par la suite, après une rémission de quelques jours, elle eut des douleurs abdominales légères, pendant une semaine; puis le 28 novembre, les règles parurent, après une suspension de plus de trois mois. Elles durèrent quatre jours et furent indolores.

OBSERVATION XXXVIII

G. LEVEN. — in *Revue de Méd*. 1900.

Marie P., âgée de trente-deux ans, couturière, entre le 25 septembre 1899 à la Charité, salle Cruveiller, lit n° 24.

Elle se plaint de très violentes douleurs abdominales avec prédominence remarquable sous l'ombile. Le creux épigastrique n'est pas douloureux; le point de Mac Burney ne l'est pas davantage. La température est de 39° 8 le matin; le pouls est à 108. La pression artérielle est de 15. Elle est très pâle. Elle a le facies d'une malade infectée. Elle ne vomit pas; ni nausées, ni hoquet.

On l'examine au spéculum et l'on ne trouve rien d'autre qu'un tout petit polype du col. Rien à l'utérus, rien aux annexes. Le col est fermé; il ne suinte aucun liquide à son niveau. La malade n'a pas de pertes blanches.

Elle est toujours mal réglée; ses règles sont constamment douloureuses; elle ne peut préciser la date des prochaines. Depuis plus d'une semaine, le ventre était un peu douloureux. La malade était très surexcitée par des soucis et des préoccupations multiples.

Elle a quelques troubles dyspéptiques; elle n'est pas constipée. La langue est sale, mais humide. Rien à aucun appareil, ni à aucun organe : ni angine, ni rhumatismes articulaires, ni céphalée, ni coryza, etc.

Pas de stigmates hystériques.

Elle ne peut uriner seule. On doit la sonder pendant deux jours. Ni sucre, ni albumine dans les urines.

Le troisième jour la température s'abaisse, et le quatrième jour elle atteint 37°. A ce moment, la malade est très agitée; elle se lève sur son lit, a des propos incohérents. Cette excitation ne dure qu'un jour.

La sensibilité abdominale a si complètement disparu qu'elle nous dit : « Vous pouvez me donner des coups de poing sur le ventre ; je ne sens plus rien ».

Les douleurs ne reparurent plus.

Nous l'avons gardée en observation jusqu'au 10 octobre. Elle fut constipée alors pendant plusieurs jours sans élévation thermique.

OBSERVATION XXXIX

G. Leven. — in *Revue de Méd.* 1900

Il s'agit d'une femme de vingt-sept ans, cuisinière, que nous fûmes appelé à voir un matin, il y a environ deux ans. Elle poussait des gémissements, tant les douleurs abdominales dont elle souffrait étaient violentes. Son facies était très altéré ; elle avait des vomissements. On nous avait fait dire, en nous appelant, qu'on la croyait empoisonnée.

L'examen du ventre nous révèle une sensibilité sous-ombilicale extraordinaire, le reste de l'abdomen était peu douloureux.

Elle est toujours mal réglée, irrégulièrement, avec coliques plus ou moins fortes. Lorsque nous la vîmes, le thermomètre placé par nous-même sous l'aisselle, atteignit 40°. Un examen complet, très minutieux, de tous les organes ne nous permit pas de découvrir autre chose que cette hyperesthésie sous-ombilicale.

Cette femme approchait du moment de ses règles, et nous crûmes pouvoir attribuer ces 40° à l'hyperesthésie, d'origine utérine, en l'absence de toute infection utérine ou autre.

La malade n'était pas hystérique.

Le lendemain, elle était guérie. Le thermomètre était à 37° et les règles étaient apparues. La température ne s'éleva plus pendant les jours qui suivirent.

Symptômes. — Ces accidents surviennent toujours chez des jeunes femmes (16 à 32 ans) qui avaient déjà présenté des manifestations d'hystérie viscérale du côté de l'abdo-

men. Ce sont, soit des troubles gastriques comme de la
gastralgie, des vomissements pendant plusieurs mois, des
hématémèses, de la pneumatose intestinale, de la constipation; soit des troubles de l'appareil urinaire : mictions douloureuses, rétention d'urine ou anurie; ou encore des troubles du côté des fonctions génitales, tels qu'une douleur
spontanée ou provoquée dans la région de la fosse iliaque
droite ou gauche, sans distinction, douleur due à l'hyperesthésie de l'ovaire (ovarie), l'aménorrhée ou la dysmé-
norrhée, des pertes blanches.

En général, cette fausse péritonite débute brusquement
par une douleur violente, le plus souvent localisée au bas-
ventre, mais qui peut s'étendre à tout l'abdomen ; elle est
spontanée, vive, intolérable, le poids des couvertures et la
pression l'exaspèrent. Avec la douleur abdominale apparaît
la fièvre qui, dès le premier jour, atteint 40 degrés. Les
vomissements sont alimentaires et éloignés ; quelquefois
ils manquent tout-à-fait. Le hoquet n'a jamais été noté. Le
ventre est plat. Il a été ballonné dans l'observation de
Massalango et Farinati. Ils ont trouvé aussi une submatité
dans les régions inférieures de l'abdomen. Pas de vomissements porracés; le plus souvent de la constipation. Les
symptômes généraux sont ceux de la péritonite généralisée:
pouls fréquent, filiforme, langue sale et humide ; facies
péritonéal : yeux excavés, pâleur extrême, traits altérés.
Cet état morbide peut durer de quelques jours à trois
semaines et cesse brusquement avec l'apparition des règles.

Diagnostic. — Le diagnostic différentiel, d'une très haute
importance au point de vue thérapeutique, est souvent des
plus embarrassants. Le syndrome péritonique réalisé par la
névrose ne présente dans ces cas aucun caractère particulier qui puisse faciliter le diagnostic. Les antécédents personnels des malades et l'examen gynécologique minutieux

peuvent guider un peu le médecin. Dans quelques cas, la suggestion a donné un résultat curatif et en même temps a confirmé le diagnostic.

Hyperthermie hystérique simulant les accès paludéens.

Les hytériques présentent souvent les trois phases de l'accès palustre : frisson, chaleur, sueurs sans élévation de température ; or, dans les deux observations que nous reproduisons ici, à ces phénomènes s'est joint une élévation de température qui rend le diagnostic des plus ardus.

Ch. Strack, Mercado, Morgagni, Sagar, Puccinotti avaient déjà signalé que la fièvre intermittente peut être une manifestation de l'hystérie. Cantel a publié deux exemples de fièvre intermittente de nature hystérique. Gagey, dans sa thèse, rapporte deux observations où les températures sont indiquées, mais, dans aucun de ces cas, la température ne s'est élevée au-dessus de 37°8. Plus près de nous, nous trouvons une observation de Charcot dans la thèse de Pinard, et une autre de Du Coquet publiée dans le *Journal de Médecine de Bordeaux* (3 septembre 1893).

OBSERVATION XL

CHARCOT. — (in thèse Pinard, Paris, 1883).

Madame X..., 40 ans. Tempérament nerveux très accusé. Famille névropathique. Il y a une dizaine d'années, attaques d'hystérie pendant lesquelles elle garda la chambre en proie à des hallucinations tristes.

Cette dame tomba malade dans le mois de janvier 1883, après avoir éprouvé, à la fin de 1882, de grands chagrins et de grandes fatigues. Sa situation est alors caractérisée par de la fièvre, une inappétence complète et un état gastrique tel qu'elle rend tout ce qu'elle tente d'absorber, médicaments et aliments.

Après 27 jours passés ainsi, elle commence à pouvoir supporter le lait, puis des potages, des consommés, et enfin un peu de viande à son principal repas. La convalescence paraît s'établir, mais la malade se relève lentement.

Au cours de cette convalescence, vers le 3 ou le 4 avril, Madame X... commence à ressentir, à un moment de la journée, à peu près toujours le même, un certain malaise qui la force à prendre chaque fois quelques heures de repos. Puis survient, quelques jours plus tard, un fort accès de fièvre (dit le docteur qui la soigne), accompagné de mouvements nerveux très prononcés, un tremblement dans les mains, un refroidissement plus marqué.

Traitement. — A cause de l'état de l'estomac, lavements de sulfate de quinine. Après quelques jours, la fièvre vient en deux périodes, la première vers 11 heures, la seconde, plus faible, vers 4 heures.

Administration de sulfate de quinine par la voie stomacale. Malgré ce traitement, la fièvre augmente d'intensité.

M. Charcot est appelé en consultation. Quand il la vit, les accès duraient depuis 9 jours.

Examinée vers 4 heures, l'accès durait depuis deux heures, tremblement convulsif de temps en temps, surtout du côté droit (membres supérieur et inférieur). Ce tremblement est beaucoup plus intense que celui du frisson de la fièvre. L'accès commence par un sentiment de froid dans le dos qui s'étend un peu partout, elle conserve ce sentiment de froid intérieur pendant tout le temps de l'accès, lequel se prolonge quelquefois jusqu'à minuit, une heure du matin. Il s'y surajoute quelquefois un sentiment de brûlure dans les deux membres supérieurs et dans la partie supérieure du tronc.

Il n'y a jamais de sueurs.

Le pouls est à 120 pulsations, il ne descend jamais au-dessous de 80.

Température axillaire, 37° 5. Il paraît que cela va quelquefois jusqu'à 38, 38° 5, mais jamais au-dessus.

Urines rares. Sentiment de sécheresse dans la bouche et le pharynx. La langue est nette. La face légèrement colorée ainsi que les mains. Pâleur moite. Ne boit presque pas.

Rien au cœur, ni dans la poitrine.

La malade levée se tient courbée en deux à cause d'une douleur de rein qu'elle a constamment.

Région ovarienne droite douloureuse à la pression ; elle assure qu'il en est ainsi depuis sa première attaque d'hystérie, il y a deux ans.

OBSERVATION XLI

Du Coquet. — *Journal de médecine de Bordeaux*, 3 septembre 1893.

Il s'agit d'une femme de 28 ans, cuisinière dans un hôpital d'une petite ville de la Gironde et qui fut traitée sans succès pour des fièvres paludéennes, du 7 décembre 1892 au 12 février 1893.

Voici comment débuta l'affection de ma malade. Le 6 décembre au soir, elle se coucha bien portante, mais réglée depuis l'après-midi. Le lendemain, à son réveil, on lui remit une dépêche l'appelant en toute hâte auprès d'une petite nièce qui se mourait, à Bordeaux, d'une fluxion de poitrine. L'émotion éprouvée par la malade à ce moment-là fut très vive, ses règles s'arrêtèrent aussitôt, et elle éprouva, en même temps, une violente céphalée accompagnée de douleurs épigastriques intenses. Partie pour Bordeaux, elle arrive au moment où sa nièce rendait le dernier soupir. Depuis lors, les douleurs stomacales ne firent que s'accroître et s'accompagnèrent de vomissements que rien ne pouvait arrêter et qui l'obligèrent à repartir précipitamment.

De retour dans sa petite ville, elle fut prise de fièvres intenses, revenant régulièrement vers 5 heures du soir et s'accompagnant des trois stades classiques de la fièvre paludéenne, frisson, chaleur, sueur ; les accès revinrent d'abord tous les deux jours (fièvre tierce). puis tous les trois jours (fièvre quarte), et cela avec une régularité parfaite, pendant près de trois mois, malgré l'administration de fortes doses de quinine.

Une fois l'accès passé, la malade finissait par s'endormir, mais d'un sommeil très agité : elle parlait tout haut, rêvait constamment qu'elle soignait sa petite nièce et que son cercueil était près de son lit.

Au réveil, la céphalée et les vomissements revenaient avec une ténacité désespérante, mettant la malade dans un état de faiblesse extrême. Cet état de choses dura jusqu'au 12 février où, de guerre lasse, elle se décida à venir à Bordeaux, sur les conseils de son médecin qui avait ordonné le changement d'air. C'est alors que je vis cette femme pour la première fois, et l'examen que j'en fis me donna immédiatement l'idée que j'étais en présence de troubles névropathiques. Toutefois, avant de commencer le traitement, je m'assurai que la malade avait véritablement de la fièvre aux jours et heures indiqués, et j'administrai jusqu'à deux grammes de sulfate de quinine par jour pour me convaincre de l'inefficacité d'un pareil traitement, je dois même ajouter qu'en plein accès fébrile, je n'ai jamais pu délimiter la rate par percussion.

Le diagnostic de l'hystérie me paraissait à peu près certain ; je m'informai des antécédents de ma malade et recherchai chez elle les stigmates de la névrose.

Les antécédents héréditaires sont muets à cet égard. Son père est mort à 63 ans de tuberculose, il n'était ni nerveux, ni alcoolique. Sa mère est morte très jeune, de suites de couches ; la malade l'a peu connue.

Quant à elle, elle a toujours eu une excellente santé jusqu'à ces derniers temps. Depuis l'âge de 15 ans, elle a toujours été réglée à époque fixe, pas de rhumatismes. pas de syphilis, pas d'alcoolisme, ni d'impaludisme antérieur. Elle n'a jamais eu de crises de nerfs et paraît plutôt apathique qu'hyperexcitable. Mais un fait important à signaler, c'est qu'elle parle constamment la nuit en dormant. Pas de noctambulisme.

Il y a trois ans, elle fut traitée, à Bordeaux, pour un polype nasopharyngien et eut quelques phénomènes de fièvre et d'agitation nocturne, rappelant ceux qu'elle présente aujourd'hui.

Actuellement, cette femme est considérablement amaigrie, par suite de l'inanition due aux vomissements, mais elle ne présente nullement cette anémie profonde et rapide produite par l'impaludisme et son teint n'est pas terreux.

Comme stigmates de l'hystérie, j'ai trouvé chez elle la voûte palatine en ogive avec abolition du réflexe pharyngien, de la soudure du lobule de l'oreille, mais sans malformation du pavillon, un point douloureux sous chaque sein, un autre au niveau de l'ovaire gauche. Pas de rétrécissement du champ visuel, pas de troubles de la sensibilité. J'ai essayé sans succès d'endormir la malade, elle se prête difficilement à l'expérience, mais je la crois cependant hypnotisable.

Ainsi fixé sur le diagnostic, basé sur l'examen de la malade, sur ses antécédents, sur le mode de début et l'heure d'apparition de ses accès fébriles (5 h. du soir), j'ai institué le traitement suivant, qui est venu confirmer mon diagnostic d'hystérie : bromure de potassium pour le jour et pilule de « mica panis » pour le soir, une demi-heure avant l'accès fébrile, avec recommandation formelle de ne pas dépasser trois pilules et de cesser même, après la première, s'il survenait de la constriction à la gorge et des fourmillements dans les jambes. Or, mes pilules de mie de pain agirent si bien que, le lendemain, on me mandait en toute hâte pour calmer les picotements que ma malade éprouvait dans les membres inférieurs. J'ai diminué la quantité de pilules, augmenté la dose de bromure, en recommandant à la malade de faire le plus d'exercice possible, en même temps que je lui assure avec conviction qu'elle guérirait bientôt de ses fièvres.

Actuellement, elle est en pleine voie de guérison, les vomissements ont disparu et la fièvre n'a plus aucun caractère pathognomonique. Elle revient de loin en loin, mais les trois stades déjà mentionnés font complètement défaut. Quelques douches que la malade va prendre compléteront heureusement la médication instituée.

Outre ces deux cas, nous avons déjà vu, dans les observations de MM. Debove, Cuzin les malades réaliser, au cours de leur maladie, des accès de fièvre intermittente.

Symptômes. — Les malades chez qui la névrose s'était déjà manifestée par d'autres phénomènes hystériques, présentent, à la suite d'une émotion ou des chagrins, de la céphalée, des vomissements et des accès de fièvre qui reviennent tous les jours à la même heure. Ces accès, accompagnés des trois stades de la fièvre paludéenne : frissons, chaleur, sueurs, présentent une température modérée ne dépassant pas 38 degrés, 38°5. La quinine n'a aucune action sur cette fièvre. La malade de Du Coquet a été guérie par suggestion et par le bromure de potassium.

Diagnostic. — Il est très difficile au début de la maladie, et ce n'est que plus tard, quand on verra que la médication quinique est sans action sur ces accès, qu'on soupçonnera autre chose que le paludisme. Les antécédents, le défaut d'augmentation de volume de la rate, le désaccord entre l'intensité des phénomènes généraux et le peu d'élévation de la température, l'absence d'hématozoères dans le sang et la recherche des stygmates de l'hystérie, suffiront alors pour poser le vrai diagnostic d'hyperthermie hystérique.

III

ÉTIOLOGIE

Ce syndrome se présente surtout chez les femmes entre 17 et 30 ans le plus souvent. A l'âge de la puberté et de l'adolescence son apparition est très fréquente, et la période menstruelle a sur son développement une influence manifeste. Chez l'homme, cette manifestation de l'hystérie est relativement rare. Une seule fois elle est survenue chez un enfant de 12 ans.

On retrouve ici, comme pour la névrose en général, la *prédisposition héréditaire* presque chez tous les malades. Ces malades sont généralement mal réglées, porteuses des tares de dégénérescence physique et mentale. Leur facies est celui d'une dégénérée : la tête est petite, le front est bas et rétréci, la mâchoire inférieure est petite, un peu fœtale, l'œil enfoncé et sournois, la voûte palatine présente une ogive assez prononcée. Elles sont d'un caractère menteur, violent, emporté. Quelques-unes de développement retardé, comme la malade d'Estève. Chez les collatéraux on trouve des névropathes, des sanguins, des faibles d'esprit, des imbéciles, des convulsifs.

Parmi les *causes déterminantes,* la suggestion, les émotions, la frayeur, les chagrins dominent toute l'étiologie. La malade de MM. Hanot et Boix soigne chez elle son frère,

sa sœur et son mari atteints tous de fièvre typhoïde. Son
mari rentre à l'hôpital Lariboissière, où elle va le voir et le
trouve très mal ; elle est vivement impressionnée, pleure,
sort très émue ; dans la rue elle a des vertiges, elle saigne
du nez abondamment ; elle rentre chez elle très fatiguée,
avec de la fièvre ; elle se couche et ne s'est pas relevée
depuis une semaine. Pendant une huitaine de jours, anorexie, céphalée quelquefois violente, fièvre ; pas d'autres
épistaxis. Un médecin appelé, diagnostique une fièvre
typhoïde et la fait transporter à l'hôpital. Dans l'observation de Bertoye, une malade atteinte de goitre exophtalmique léger et présentant des signes d'hystérie non douteux,
couchée presque côte à côte avec les typhiques, se met à
présenter tout à coup une fièvre à oscillations ascendantes,
une agitation extrême, des insomnies, de la céphalalgie,
de l'anorexie, une diarrhée abondante. M. J. Renaut se crut
autorisé à admettre un cas de contagion intérieure et institua à son égard le traitement de Briand. La malade de
MM. Rénon et Solier ne peut rester sans lumière, et même
avec une veilleuse, elle est souvent prise de terreur ; elle
voit son père, mort récemment, qui s'avance vers elle et
lui reproche de ne pas venir le rejoindre. Chez la malade
de Pinard, c'est une frayeur qui fut la cause occasionnelle
de sa maladie ; c'est une émotion très vive chez la malade
de Du Coquet ; ce sont les grands chagrins et les grandes
fatigues chez celles de Charcot et de Henri Soulier ; ce sont
les chagrins et la contrariété chez celle de Crouzet ; le
désespoir chez celle de Deleuil ; la frayeur chez la malade
de M. Raynaud.

IV

TRAITEMENT

Deux groupes d'indications à remplir :

1º. *Indications pathogéniques.* — C'est la suggestion qui a donné naissance à une idée fixe génératrice du syndrome (tuberculose pulmonaire, fièvre typhoïde, péritonite, etc.), c'est *en suggérant une idée contraire* que nous pourrons faire disparaître ce trouble fonctionnel cérébral. Cette suggestion doit être exercée le plus souvent à *l'état de veille par manœuvre de persuasion ou par simulacre opératoire.* A la suggestion à *l'état de sommeil hypnotique* on doit recourir quand les troubles sont très anciens et très profonds. Les antipyritiques généralement sont sans action sur cette hyperthermie, et quand ils réussissent, ils réussissent par la suggestion.

L'isolement et le repos au lit absolu doivent être le premier soin du médecin en présence des sujets hystériques simulant une affection organique avec élévation de température. Il faut éloigner le malade des personnes et des objets qui furent le point de départ de son idée fixe, le soustraire à une atmosphère de névrosés et à des soins assidus et déplacés, le livrer à son médecin qui doit gagner sa confiance, lui imposer sa volonté sans discussion ; il faut que le malade soit convaincu de l'efficacité absolue des moyens employés pour obtenir sa guérison.

2° *Indications tirées du malade : la nutrition du malade et l'état des forces.* — On relèvera et on régularisera la nutrition par l'alimentation et par les toniques médicamenteux: amers, phosphates, arsénicaux. Suivant l'état de forces et le tempérament du malade, on aura recours à l'hydrothérapie froide ou tiède sous forme de bains, des douches, draps mouillés, etc.

V

PATHOGÉNIE [1]

Avant d'aborder la question de la pathogénie de l'hyperthermie hystérique, la nécessité s'impose d'exposer d'abord quelques données de physiologie et de pathologie générale, acquises d'un côté par les expériences, d'un autre par la clinique. Cela justifiera aussi le titre d'*hyperthermie hystérique* que nous avons préféré donner à notre travail, car ces élévations de température ont été décrites le plus souvent sous le nom de *fièvre hystérique*. M. Soulier l'appelle *hyperthermie apyrétique corrélative*. Pour M. Leven c'est une *hyperthermie nerveuse chez la femme par irritation du système nerveux utérin*.

Aujourd'hui, après le grand nombre de travaux et recherches sur la cause et le mécanisme de la fièvre, et, malgré les nombreuses théories et doctrines pyrétogènes qui se sont succédées sur la pathogénie de ce syndrome, nous sommes encore à nous demander ce que c'est que la fièvre?

Et nous voyons M. Bouchard dire, dans une de ses leçons : « Comme l'inflammation, la fièvre est l'un des

---

(1) Pour écrire ce chapitre, nous avons puisé largement dans l'ouvrage de MM. Doyon et Morat, et dans l'article *Chaleur* du Dictionnaire de Physiologie de Richet.

phénomènes les plus communs qui se puissent rencontrer
en pathologie ; mais ce phénomène est complexe, et l'on ne
sait pas toujours si tel de ses éléments appartient en propre
à l'état fébrile ou n'est pas plutôt un accident spécial à la
maladie qui engendre la fièvre. Cette incertitude et cette
complexité font la difficulté d'un problème qui se pose
chaque jour et que nous ne savons pas encore résoudre
complétement ».

Si, depuis Hippocrate, l'élévation de température est
l'élément le plus important, le plus constant, si elle est le
signe caractéristique de la fièvre ; reconnaissons qu'à elle
seule, cette élévation de température, ne suffit pas pour
constituer le syndrome fébrile. Pour qu'il y ait de la fièvre
il faut autre chose qu'une simple hyperthermie. Qui dit
fièvre, dit suractivité cardiaque et respiratoire, augmentation des échanges gazeux, destruction exagérée des matières
albuminoïdes, une plus grande production d'azote, changements dans les phénomènes de la nutrition intime des
tissus, altérations fonctionnelles et anatomiques dans certains organes. Cet état fébrile est accompagné encore de
perte de poids, de troubles sécrétoires : les urines sont
diminuées, la salive et le suc gastrique sont moins abondants ; la sudation seule est augmentée. Or, tous ces actes
morbides constitutifs de la fièvre ne se retrouvent pas dans
nos cas. C'est une élévation de température sans fièvre,
c'est une *hyperthermie non fébrile.*

« *La quantité de matière détruite augmente, c'est la condition primordiale de la fièvre* » (Bouchard).

Philippe de Walter dit que *toute fièvre est destructive.*

Baerensprung, en signalant l'activité respiratoire du fébricitant, l'augmentation de l'urée, de l'acide urique et de
l'acide carbonique éliminés, attribue la fièvre à cette *destruction exagérée.*

A. Robin (Leçons cliniques, Paris, 1887) insiste sur cette *exagération de la désintégration organique*. M. Soulier écrit : « *Le processus de dénutrition troublée, tel qu'il apparaît dans la fièvre, c'est de l'histolyse* ».

Le fébricitant est ainsi un organisme qui se dénourit et les urines manifestent toujours cette dénutrition.

Si donc l'urine d'un hyperthermique établit plutôt un ralentissement de la nutrition, si, sous le contrôle de pesées on trouve que cet hyperthermique, au lieu de diminuer de poids, augmente ou du moins conserve son embonpoint : *cet hyperthermique n'est pas un fébricitant.*

Voici une autre preuve que nous n'avons pas affaire ici à une hyperthermie fébrile.

Plusieurs auteurs se sont demandés déjà si toute élévation de température est de nature fébrile. M. Guinon écrit :

« Nous pourrions discuter sur les limites de ce qu'il faut entendre par fièvre. Faut-il considérer comme fièvre toute élévation de température ; faisant ainsi rentrer dans la fièvre toutes les hyperthermies ? Faut il, au contraire, distinguer des *hyperthermies fébriles* et des *hyperthermies non fébriles ?* »

« Si on adopte cette distinction, où sera le critérium ? »

M. Schaffer, à ce sujet, s'exprime comme suit :

« Certains auteurs ont considéré que toute élévation de température est de nature fébrile. Si on admettait une telle opinion, la conception de la fièvre, telle que nous nous la représentons, devrait disparaître. La fièvre n'existerait plus; il n'y aurait plus que des hyperthermies. Le point délicat est de choisir un critérium ».

« Liwit propose de caractériser l'hyperthermie fébrile d'après la façon dont l'hyperthermique réagit au refroidissement. En effet, l'hyperthermique fébrile placé dans un bain froid réagit comme le ferait tout individu normal par la

contraction de ses vaisseaux cutanés, par les petites contractions musculaires qui constituent le frisson, dont le
rôle thermogène est aujourd'hui bien connu. »

« Chez l'homme normal tout est réglé pour maintenir la
température autour de 37°, chez le fébricitant tout est réglé
pour maintenir cette température à un niveau plus élevé,
que ce soit 38°, 39° ou 40°. Les antithermiques (antipyrine,
antifébrine, phénacéthine) agissent en abaissant le niveau
de température pour lequel est réglé l'organisme du fébricitant. Dans l'hyperthermie fébrile le malade réagirait donc
contre le froid, comme le ferait l'individu bien portant. Il
n'en serait pas de même dans les autres hyperthermies
(celle due au travail musculaire, par exemple). Ici la réaction par la contraction musculaire, par le frisson, n'ont lieu
que lorsque la température est redescendue à la normale
(37°). » Scheffer. — La température dans la fièvre. *Archives
gén. de méd. Avril, 1897).*

L'exercice des différentes fonctions de notre organisme
est lié à un degré thermométrique qui varie entre 36° 4 et
37° 6. La chaleur du corps est *d'origine chimique* ; elle
s'engendre dans les réactions mutuelles des cellules d'une
façon continue. « Son niveau est maintenu à une constante
physiologique par les déperditions incessantes de calorique
qui se font par l'évaporation pulmonaire et cutanée, par la
conductibilité et le rayonnement externe, par l'échauffement
des corps ingérés ou inspirés. L'équilibre est entretenu
par le jeu du système nerveux, qui influence directement
le mouvement vital et la thermogénèse élémentaire ou qui
ralentit et diminue par action vaso-motrice l'irrigation des
organes proposés à la déperdition calorique. » (Girode. —
Traité de médecine et de thérapeutique, I).

L'organisme s'est assuré donc une température constante
et invariable au milieu de tous les changements extérieurs.

Il conserve sa chaleur quand le froid le menace d'un abaissement, la perd au contraire activement dans la circonstance inverse. La sensibilité, ou plutôt son système nerveux lui servent d'avertisseur et de régulateur thermique.

M. Bouchard a trouvé pour cette occasion une ingénieuse comparaison. Il dit :

« Notre corps est un thermostat, moins rigoureux mais autrement sensible et compliqué que les thermostats qu'a réalisé notre industrie. Comme chez eux, l'élévation de la température intérieure modère la combustion qui produit l'échauffement ; comme chez eux, l'abaissement de la température intérieure active le foyer. Mais, ce que ne font pas nos thermostats, notre corps, quand il s'échauffe, s'il ne modère pas la source de chaleur, augmente la déperdition du calorique, et quand il se refroidit, il restreint cette déperdition en même temps qu'il active la combustion. Bien plus, cette double action modératrice sur la recette et la dépense du calorique, il l'exerce non seulement quand il est déjà échauffé ou refroidi, mais avant d'avoir subi la moindre déviation de sa température, alors qu'il en est seulement menacé, au moment où il se produit dans le milieu extérieur des changements de température qui pourraient avoir pour effet d'échauffer ou de refroidir l'organisme. »

Les éléments nerveux régulateurs de la température, pour pouvoir exercer leur fonction avec une telle précision sont coordonnés par ce que nous appelons les *centre nerveux*. Les expériences physiologiques faites dans ce sens ont donné les résultats suivants :

1. *La section de la moelle épinière* au niveau de la septième vertèbre cervicale est suivie d'un abaissement rapide et considérable de la température centrale. Cet abaissement est dû à la paralysie vaso-motrice cutanée (augmentation de la déperdition thermique) et à la paralysie des muscles et des organes producteurs de chaleur.

II. *La suppression de la moelle épinière*, qui consiste dans l'ablation partielle et successive de la moelle épinière, de façon à supprimer celle-ci dans sa totalité et ne laisser subsister que l'encéphale et la partie ganglionnaire du système grand sympathique (expérience réalisée par Goltz et Ewald). Dans ces conditions, l'animal peut encore régler sa température à 38 degrés, mais cette régulation perd en puissance et en précision. Dans une atmosphère à 0 degré, l'animal succomba bientôt. Ce fait prouve que le foie et les autres glandes sont des foyers thermiques d'une certaine importance.

III. *Lésions bullo-protubérentielles*. — Tschetschichins sectionne la moelle allongée au-dessus du pont de Varole et constate une élévation très notable de la température centrale. Cette expérience donne à conclure que les parties antérieures et sus-jacentes de l'encéphale jouent le rôle de centre modérateur par rapport à la thermogénèse. Schreiber, de son côté, constate une élévation de la température lorsque les piqûres portent sur la limite de séparation du bulbe et de la protubérence.

La lésion agit donc par sa nature irritative bien plus que par destruction.

IV. *Lésions du corps strié*. — La lésion irritative du centre du corps strié élève la température. Cette lésion est sans effet quand elle cotoie ou qu'elle porte sur les bords du corps strié. Avec l'hyperthermie il y a augmentation concomitante de l'oxygène absorbé, de l'acide carbonique exhalé et de l'azote éliminé (Aronsohn, Sachs, Girard, W.-H. White, J. Ott).

D'après Horsley, il y aurait une élévation de température localisée à un seul côté du corps lorsque la lésion porte sur le corps strié et les parties situées entre lui et la circonvolution frontale ascendante.

Eulenburg et Landois ont constaté que l'excitation d'un lobe cérébral produisait une dilatation vasculaire dans le membre du côté opposé, avec élévation de température de ce membre ; mais ils ne notent pas ce que devient la température centrale.

V. *Ablation des hémisphères cérébraux.* — Cette expérience a été faite sur des pigeons par A. Corin et A. Van Beneden. Ils ont vu que chez ces animaux la température se maintient normale, et que sa régulation se fait par les mêmes procédés que chez l'animal sain.

M. Richet est contre ces localisations précises. Il signale une hyperthermie consécutive aux lésions irritatives des parties antérieures du cerveau, tant superficielles que profondes.

De ses expériences, M. J.-F. Guyon conclut qu'il est plus conforme d'admettre que l'influence hyperthermisante des piqûres cérébrales est due à une action réflexe exercée sur le bulbe et la moelle par l'excitation des parois ventriculaires que d'invoquer l'hypothèse d'un centre thermogène intracérébral.

Les enseignements cliniques nous démontrent aussi que les lésions mécaniques de l'axe cérébro-spinal sont très souvent suivies d'élévation de la température centrale. Le trouble de la régulation thermique, dans ce cas, apparaît comme conséquence d'une perturbation plus ou moins profonde de l'axe cérébro-spinal, sans l'intervention de causes adjuvantes, telle que l'infection.

De ces faits expérimentaux et cliniques, on peut tirer cette conclusion : il y a des parties du système nerveux qui n'ont aucune action sur la régulation thermique, et, s'il n'y a pas de centres thermiques précis, il y a au moins dans l'encéphale des cellules nerveuses qui jouent un rôle essentiel dans cette régulation, et dont l'excitation mécanique produit une élévation de la température centrale.

Pour que l'organisme vivant se maintienne en équilibre thermique, il faut nécessairement une régulation rapide. Chez l'individu sain, c'est une régulation perpétuelle, automatique, inconsciente, efficace, qui proportionne les recettes aux dépenses et maintient la balance entre la production et la déperdition du calorique. L'appareil qui satisfait à ces exigences est le *système nerveux réflexe*, et, comme tout phénomène réflexe, il suppose trois termes : un appareil sensible qui avertit le centre des variations du milieu ambiant, un appareil central qui collige ces impressions périphériques et les transmet à un troisième appareil moteur, qui accélère ou diminue la déperdition, qui accélère ou diminue la calorification.

Les impressions en arrivant dans les centres sont distribuées, non seulement aux nerfs moteurs directement thermogéniques, mais encore à d'autres nerfs (vaso-moteurs et sudoripares) qui agissent sur la distribution et la déperdition de la chaleur, et qui, en combinant leur action avec les premiers, contribuent à maintenir la température à un niveau fixe. Tel est le *cycle d'excitation* que nous trouvons dans toute fonction réglée par le système nerveux.

Cette excitation ne saurait naître d'elle-même dans aucun élément, fut-il de nature nerveuse; il faut donc qu'elle soit apportée de la périphérie. Par périphérie nous voulons dire, non seulement la surface cutanée, mais l'ensemble des éléments cellulaires, superficiels ou profonds, qui sont à l'extrémité des ramifications des nerfs sensitifs aptes à accueillir les impressions de chaud et de froid.

La régulation s'établit par plusieurs mécanisme : une variation dans la circulation cutanée (autrement dit rayonnement à l'extérieur) suffit à établir l'équilibre thermique quand les variations extérieures sont très faibles. La consommation des tissus et spécialement des muscles devient plus active quand il faut réagir contre le froid intense. Si c'est contre la chaleur, l'évaporation d'eau à la surface de la peau ou à la surface du poumon ramène la température à son niveau normal.

La première régulation, celle qui suffit dans la plupart des cas, est une action réflexe vaso-motrice ; la seconde régulation est une action réflexe musculaire (s'il s'agit de faire de la chaleur) ou une élimination réflexe d'eau qui s'évapore (s'il s'agit de produire du froid). Le frisson est réflexe thermique musculaire qui produit de la chaleur; la polypnée ou la sueur sont des exhalations d'eau qui se vaporise et produit du froid. Le frisson et la polypnée sont alors réflexes et déterminés par l'excitation des nerfs cutanés.

Mais il peut se faire qu'aucune de ces régulations réflexe ne suffise. Dans ce cas, la protection étant inefficace, le sang s'échauffe ou se refroidit. Contre ces perversions thermiques centrales, l'organisme se défend par la régulation d'origine centrale. Les procédés que la nature emploie dans ce cas sont les mêmes que pour les autres régulations. Il s'ensuit que l'anémie ou l'hyperémie de la peau, la tonicité musculaire, l'activité des glandes, le frisson, la sueur, la polypnée, sont provoqués, tantôt par des réflexes, tantôt par des modifications même du tissu nerveux central.

Ces appareils régulateurs fonctionnent donc de deux manières : par voie réflexe et par voie centrale, quand la protection réflexe est insuffisante. Ainsi, il y a un frisson réflexe et un frisson central ; une polypnée réflexe et une polypnée centrale ; une anémie cutanée réflexe et une anémie cutanée centrale. Ce double mécanisme est nécessaire dans certains cas où le trouble apporté à l'organisme est de cause non périphérique mais centrale, et que, par conséquent, les appareils réflexes de la périphérie sont impuissants à en avertir les centres. Par exemple, quand l'individu est échauffé par sa propre contraction musculaire, le milieu extérieur n'ayant pas changé, ce ne sont pas les nerfs qui peuvent l'avertir de l'hyperthermie qu'il subit.

Le niveau fixe de la température dépend donc de deux facteurs agissant en sens inverse l'un de l'autre (production et déperdition), qui normalement se compensent très exactement, subordonnés qu'ils sont l'un et l'autre à l'action régulatrice du système nerveux. La dérégulation de la température chez le fébricitant peut donc provenir, théoriquement au moins, d'un changement, soit dans la thermogénèse, soit dans la déperdition calorique, soit dans les deux à la fois d'une façon concordante, soit encore d'une façon discordante, mais inégale. De là, les explications multiples qui ont été données du mécanisme de l'élévation de la température sous le nom de théories de la fièvre.

Il paraît que toutes ces explications théoriques sont erronées et qu'il n'y a chez le fébricitant ni augmentation dans la production, ni diminution dans la déperdition calorique.

Voici l'explication que nous donne M. Richet sur la température dans les maladies :

« De fait, ce qui caractérise la fièvre, c'est moins la production exagérée de chaleur qu'un défaut de régulation dans le système nerveux central.

Il est donc évident qu'une surproduction ne suffit pas à expliquer l'hyperthermie fébrile ; il faut y ajouter un élément nouveau, c'est un défaut de régulation thermique s'opérant à un niveau différent du niveau normal.

Prenons trois individus ayant, l'un 39° ; l'autre, 41° ; l'autre, 37°. On ne peut pas dire que les deux individus fébricitants n'aient plus de pouvoir régulateur ; au contraire, la marche de la température est chez eux tout aussi régulière que chez l'individu normal ; et rien ne pourra modifier cette température des uns et des autres. Qu'on les mette tous trois au froid : ils conserveront tous leur même température de 39°, de 41° et de 37°. Qu'on les mette au chaud, il en sera de même, et les deux fébricitants garderont, à quelques dixièmes ou centièmes de degré, leur température de 39° et de 41°, tandis que l'individu normal gardera sa température de 37°.

Ce fait, de coustatation banale, établit donc deux points importants : d'abord, qu'il y a une régulation thermique chez les fébricitants, ensuite, que cette régulation thermique se fait à un niveau différent de la régulation qui s'exerce chez les individus normaux. Il faut donc résolument abandonner ces deux hypothèses qu'on a si souvent proposées pour expliquer l'état fébrile : l'hypothèse d'une rétention de la chaleur organique, ou l'hypothèse d'une production de chaleur exagérée. Elles sont évidemment erronées l'une et l'autre ; car la chaleur organique n'est pas retenue, puisque, au contraire, la radiation calorique est exagérée ; et, d'autre part, la production exagérée de calorique n'explique rien ; car, même avec une production quatre fois plus forte la température de l'individu normal ne se modifie pas.

La fièvre peut donc être définie : *un trouble de la régulation thermique.* »

Il est prouvé aujourd'hui que la cause de la fièvre (il s'agit ici de fièvre infectieuse) est une intoxication. Elle est provoquée par les toxines que les microbes sécrètent, d'une façon continue, au fur et à mesure de l'élimination. Ces poisons d'origine bactérienne agissent par une propriété perturbatrice sur la fonction thermorégulatrice du système nerveux.

« L'hyperthermie relève donc de deux facteurs principaux :

1° Les lésions du système nerveux par les intoxications microbiennes ;

2° Les lésions du système nerveux, par traumatisme, tumeurs ou néoplasmes, ou même par une perversion dynamique de nature inconnue, telle que l'hystérie.

Ainsi la fièvre nous apparaît comme relevant toujours d'une seule et unique cause : *la perversion de la régulation thermique.* » (Richet).

Mais, si la cause de la fièvre en général est cette perversion de la régulation thermique, l'hyperthermie hystérique doit trouver, plus qu'une autre hyperthermie, son explication dans le trouble fonctionnel de la régulation thermique.

Nos connaissances scientifiques sur les centres thermiques et leur localisation, ne nous permettent pas encore de dire, comme certains auteurs, que cette hyperthermie est due à la paralysie des centres inhibitoires de l'écorce ou à l'excitation des centres calorigènes de la base.

CONCLUSIONS

I. L'hystérie peut se manifester par de l'hyperthermie.

II. Cette hyperthermie hystérique est dans quelques cas le principal, sinon l'unique symptôme ; elle évolue sans reproduire l'aspect d'aucun autre état pathologique.

III. Dans un second groupe beaucoup plus vaste, l'hyperthermie s'accompagne de phénomènes qui simulent de plus ou moins près une affection viscérale.

IV. L'hyperthermie hysterique est une perversion dynamique de la régulation thermique.

Courbe N.º 1

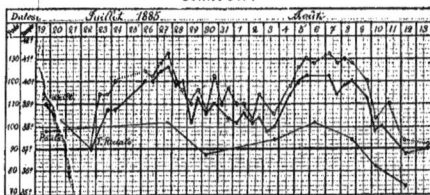

Observation III

Courbe N.º 2 (Hôpital Central — Salle St.º Marie. Service de M.º Vires.   : Nom de la Malade : Alexandrine R..........)

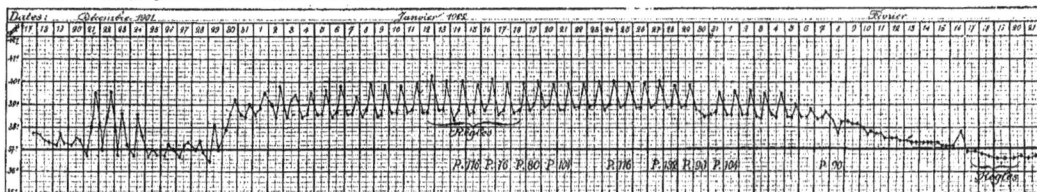

Observation IV (Henri Sautier)
Courbe 3

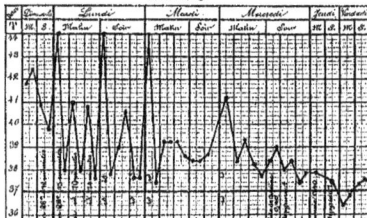

Observation VII (J. Rudin)
Courbe N.º 8 (Nom de la Malade: Jeanne R.....)

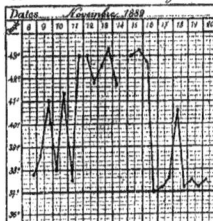

BIBLIOGRAPHIE

Affleck, -- Hysterica pyrexia. Edimb. Méd. Journ., août, 1892, p. 105 (An. in Sem. Méd. 1892, p. 410).

Axenfeld et Huchard. — Traité des névroses.

Barié. — Note sur un cas de fièvre hystérique. Bull. de la Soc. Méd des Hôp, 28 mai 1886.

Bagges. — Hysterical température. Med. Times, 1900, p. 363.

Beau. — Bull. de l'Acad. de Méd. t. xxv, 1859.

Bernutz. — Nouveau dictionnaire de med. et de chir. pratiques; art. « Hystérie ».

Bertoye. — Th. Lyon, 1888.

Blumenou. — Un cas d'hystérie chez l'enfant sous forme de méningite tuberculeuse (pseudo-méningitis hysterica). Vratch, 31 janvier 1898.

Boissard. — Phénomènes pseudo-méningitiques dans l'hystérie. France Médicale, 15 février 1883.

Bosc. — Bull. de la Soc. de Biol. 23 juillet 1892.

Bouchard. — Les doctrines de la fièvre. Sem. Méd. 15 mars 1893.

Bouchut. — De l'état nerveux aigü ou chronique, ou névrosisme. Paris, 1860.

Bressler (F.). — Hystérical fever. — The New-York Med. Rec., avril 1888. (An. in Revue des Sciences Méd. xxxiii, p. 497).

Briquet. — Traité clinique et thérapeutique de l'hystérie ; 1859.

Briand. Dé la fièvre hystérique. Th. Paris; 1877.

— Fièvre hystérique. Gaz. Hebd. 1884

Boulay. — Revue Générale de la fièvre hystérique. Gazette des Hôpitaux ; 27 décembre 1890. No 148.

BUMM. — Un cas de fièvre hystérique. Bolletino delle cliniche ; 1901.

CARLOS ILLANES. — Fièvre hystérique. Revista medica de Chile ; 1899. (Résumé in Revue Neurologique, 1900, p. 44).

CHANTEMESSE. — Etude sur la méningite tuberculeuse chez l'adulte Th. Paris, 1884.

CHAUVEAU. — Formes cliniques et pathogénie de la fièvre hystérique, Th. Paris, 1888.

CROUZET. — La fièvre hystérique. Th. Paris, 1895.

CLEMOW. — A Case of hysterical hyperpyrexia. Brit. Med. Jour. 3 décembre 1887,

CUZIN. — Sur un cas de fièvre hystérique. LyonMédical, 3 décembre 1899.

DALCHÉ. — Accidents hystériques à forme pseudo-méningitique Gazette Med. de Paris, 17 janvier 1885.

DEBOVE. — De la fièvre hystérique. Bull. de la Soc. Méd. des Hôp. 13 février 1885, et 23 avril 1886.

DELEUIL. — De la fièvre hystérique. Th. Montpellier, 1887.

DOYON ET MORAT. — Traité de Physiologie.

DU CASTEL. — Simulations thermiques chez une hystérique. Soc. Méd. des Hôp. 25 avril 1884.

DU COQUET. — Un cas de fièvre intermittente d'origine hystérique. Jour. de Méd. de Bordeaux, 3 sept. 1893.

DUVERNET. — France Médicale, avril 1895.

DRUMOND. — Hystérical pyrexia. The Brit. Med. Journal, 22 décembre 1888.

ESTÈVES. — Fièvre hystérique. Nouv. Icon. de la Salp., t. v, 1892.

FABRE. — Fièvre hystérique. Th. Paris, 1888.

GAGEY. — Th. Paris, 1869.

GILLES DE LA TOURETTE. — Traité de l'hystérie, Paris, 1895.

GIRARD. — Contribution à l'étude de l'influence du cerveau sur la chaleur animale. Arch. de Phys. 1886, p. 282.

GRISOLLE. — Traité de pathologie interne.

GALLETTA. — Hystérie viscérale et fièvre hystérique. Giornale internazionale delle Scienze mediche ; Napoli, 15 sept. 1901.

GUYON. — Contribution à l'étude de l'hyperthermie centrale consécutive aux lésions du cerveau. Arch. de méd. expér. et d'anat. pathol. Sept. 1894.

HALE WHITE. — The Lancet; 20 février 1886.

HANOT et BOIX. — Sur un cas de fièvre hystérique. Soc. Méd. de Hôp., 28 avril 1893.

HILLER. — Théorie de la fièvre . Zeit. für Klin. Med. XXIII, 1893.

HUXHAM. — Essaie sur les différentes espèces de fièvres, 1752.

JANNI. Sur la doctrine des centres nerveux thermiques. Riforma médica ; 1895.

KOBLER. — Hysterical pyrexia. Indian M. Rec., Calcutta, 1901.

LANDOUZY. — Traité de l'hystérie, 1846.

LEVEN. — Hyperthermie nerveuse chez la femme par irritation du système nerveux utérin. Péritonisme. Revue de Méd., mars 1900.

LOMBROZO. — Congrès de Rome, 1894. An. in Revue Neurol. 15 mai 1894.

LORENTZEN. — Centralblatt für Klin. Med., 1889.

MACÉ. — Des accidents pseudo-méningitiques des hystériques. Th. Paris, 1888.

MARY PUTNAM JACOBI. — Hysterical fever. Th. Journ. of. Nerv. and. Ment. diseases, 1890.

MARIO FONTANA. — Un cas de fièvre hystérique. Il Manicomio moderno, an XV, nos 1-2, 1899.

MASSALONGO et FORINATI. — Contribution à l'étude des symptômes de l'hystérie simulant affections viscérales. Riforma med., 11 et 12 oct. 1894. (Résumé in Sem. Méd. 1894. p. 532).

MEZZA. — Sudi un caso di febbre isterica. Arch. internaz. di Med. e Chir, Napoli, 1901.

MIERZEJEWSKI. — Soc. Psychiatrique de Saint-'Pétersbourg, mai 1890.

MORAT. — La chaleur animale. L'hyperthermie. Lyon Méd. 1900, p. 62.

MOYROUD. — Un cas de fièvre hystérique. Loire Méd. 15 avril 1896.

PINARD. — De la pseudo-fièvre des hystériques. Th. Paris. 1883.

POMME. — Traité des affections vaporeuses des deux sexes, 1803.

REYNAUD. — Note sur un cas de pseudo-méningite simulant une méningite tuberculeuse. Loire Méd., 15 mars 1886.

RICHET (Ch.). — Dictionnaire de Physiologie, art. « Chaleur ».

RENDU. — Hyperthermie dépassant 43° pendant plusieurs jours ; guérison. Lyon Méd. 11 mars 1900.

Rénon et Sollier. — Bulletin. Méd., 1901, p. 937.

Robert Whytt. — Les vapeurs et maladies nerveuses hypocondriaques ou hystériques, 1767.

Sandras. — Traité pratique des maladies nerveuses, 1851.

Sarbo. — Uber hysteriches Fieber. Arch. für Psych. XXII, Bd. 1891.

Santagelo Spoto. — Febbre hysterica come equivalente termico dell'accesso. Gaz. degli Osped. N° 18, 18 février 1894.

Schaffer. — La température dans la fièvre. Arch. gén. de Méd., avril 1897.

Soulier. — Hyperthermie apyrétique corrélative avec état narcoléptique. Lyon Méd., 1900, p. 5 et 135.

Stephan. — Febr. Ist. Nederl. Tidsh. V. Genask. 28 février 1891.

Thibaudat. — Méningisme hystérique fébrile. Jour. des Sciences Méd. de Lille, 12 sept, 1896.

Thompson. — Fièvre hystérique. Méd. News, 2 janvier 1897.

Vibes. — Maladies nerveuses : Diagnostic, traitement.

Vizioli. — Annali di Neur. fasc. V et VI, 1891. (An. in Revue des Sc. Méd., 1892, p. 155).

MONTPELLIER. — IMPRIMERIE DE LA MANUFACTURE DE LA CHARITÉ.

SERMENT

En présence des Maîtres de cette École, de mes chers con-disciples et devant l'effigie d'Hippocrate, je promets et je jure, au nom de l'Être suprême, d'être fidèle aux lois de l'honneur et de la probité dans l'exercice de la Médecine. Je donnerai mes soins gratuits à l'indigent, et n'exigerai jamais un salaire au-dessus de mon travail. Admis dans l'intérieur des maisons, mes yeux ne verront pas ce qui s'y passe ; ma langue taira les secrets qui me seront confiés, et mon état ne servira pas à corrompre les mœurs ni à favoriser le crime. Respectueux et reconnaissant envers mes Maîtres, je rendrai à leurs enfants l'instruction que j'ai reçue de leurs pères.

Que les hommes m'accordent leur estime si je suis fidèle à mes promesses ! Que je sois couvert d'opprobre et méprisé de mes confrères si j'y manque !

VU ET PERMIS D'IMPRIMER :
Montpellier, le 4 Février 1903.
Le Recteur,
A. BENOIST.

VU ET APPROUVÉ :
Montpellier, le 4 Février 1903.
Le Doyen,
MAIRET.

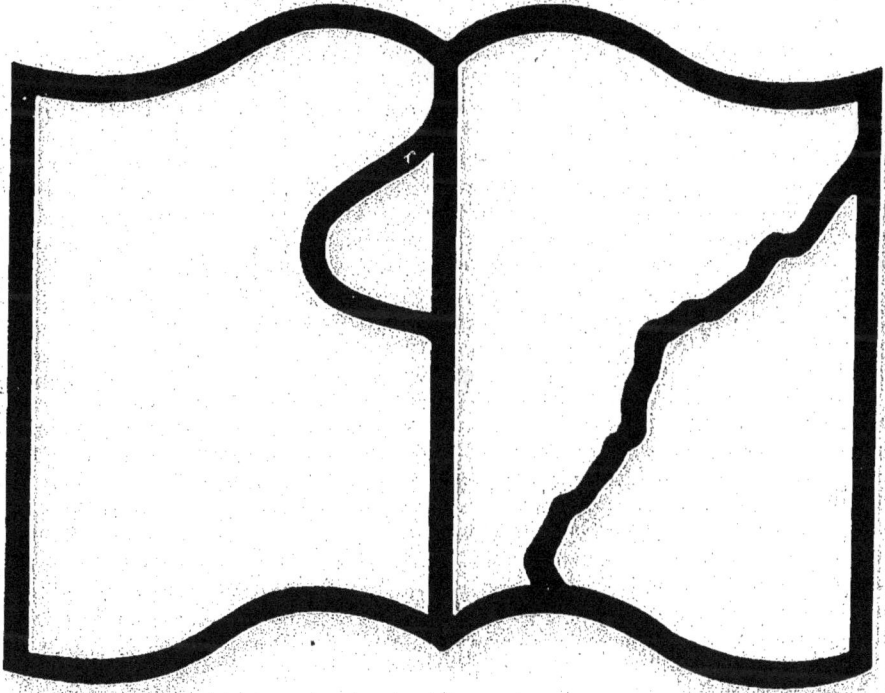

Texte détérioré — reliure défectueuse

NF Z 43-120-11

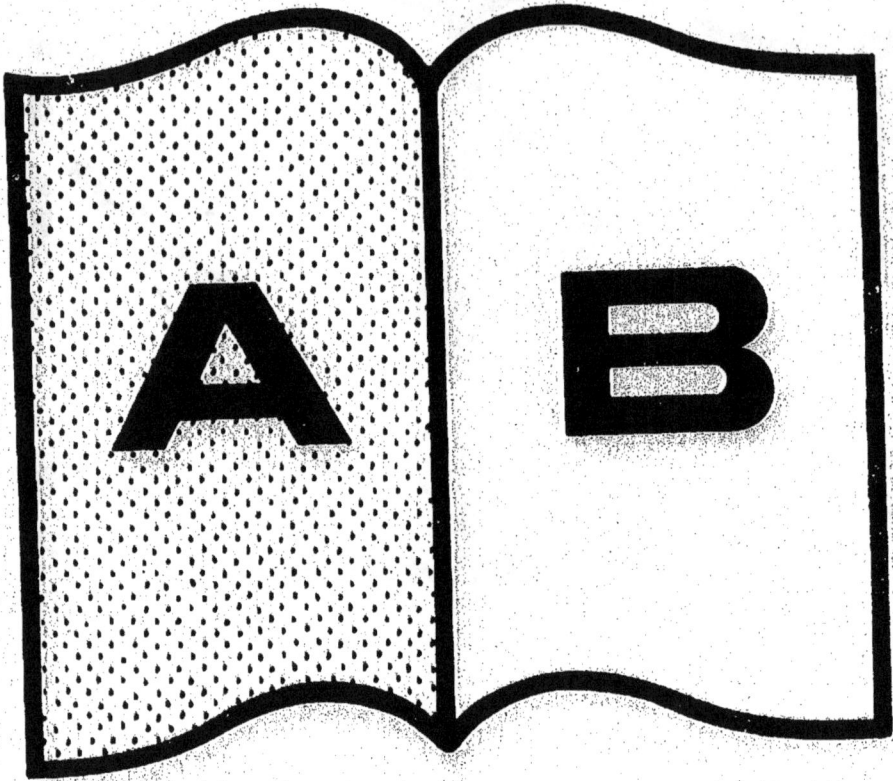

Contraste insuffisant

NF Z 43-120-14

www.ingramcontent.com/pod-product-compliance
Lightning Source LLC
Chambersburg PA
CBHW050125210326
41519CB00015BA/4105